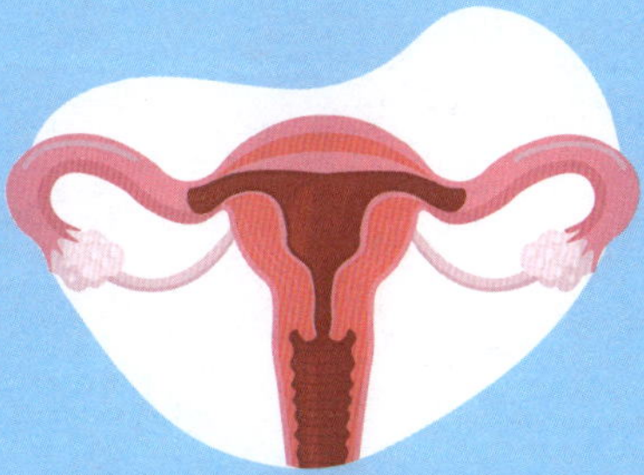

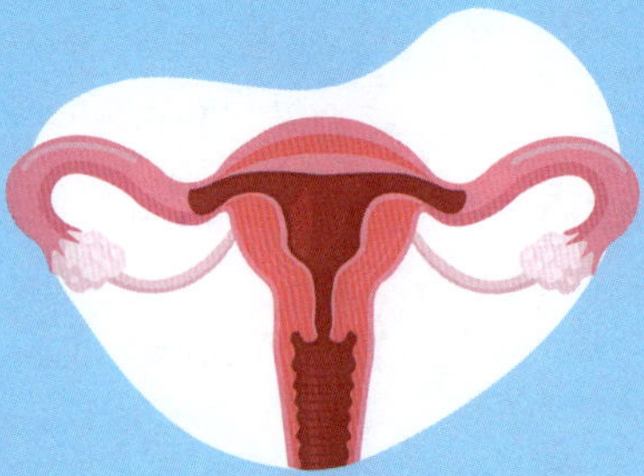

宫颈健康百问百答

赵健 编著

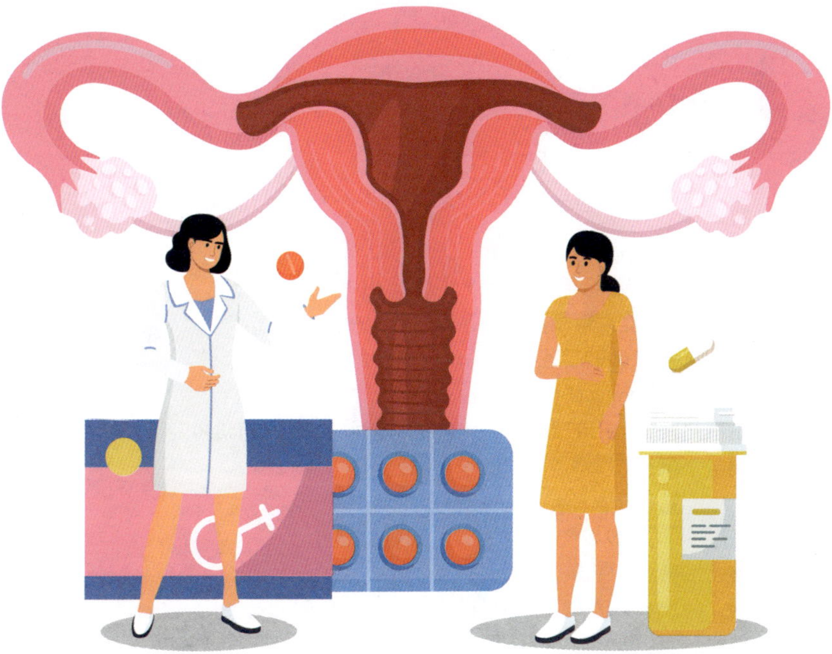

人民卫生出版社
·北 京·

图书在版编目（CIP）数据

宫颈健康百问百答 / 赵健编著. — 北京 ：人民卫生出版社，2025. 11. — ISBN 978-7-117-38931-0

Ⅰ. R711. 74-44

中国国家版本馆 CIP 数据核字第 2025GS6155 号

宫颈健康百问百答

Gongjing Jiankang Baiwen Baida

编　　著：赵　健
出版发行：人民卫生出版社（中继线 010-59780011）
地　　址：北京市朝阳区潘家园南里 19 号
邮　　编：100021
E - mail：pmph @ pmph.com
购书热线：010-59787592　010-59787584　010-65264830
印　　刷：北京盛通印刷股份有限公司
经　　销：新华书店
开　　本：889 × 1194　1/32　　**印张：**3.5
字　　数：81 千字
版　　次：2025 年 11 月第 1 版
印　　次：2025 年 11 月第 1 次印刷
标准书号：ISBN 978-7-117-38931-0
定　　价：59.00 元

打击盗版举报电话：010-59787491　E-mail：WQ @ pmph.com
质量问题联系电话：010-59787234　E-mail：zhiliang @ pmph.com
数字融合服务电话：4001118166　E-mail：zengzhi @ pmph.com

编者简介

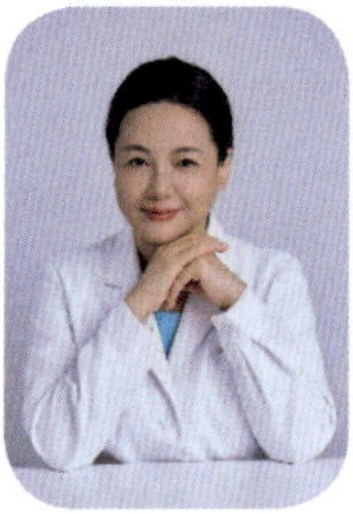

赵 健

博士后、主任医师、教授。国际生态生命安全科学院院士，中国医药教育协会副秘书长，中国医药教育协会宫颈健康教育专业委员会主任委员，中国医疗保健国际交流促进会妇产医学分会副主任委员，中国优生优育协会妇产专业委员会副主任委员。

专注于宫颈疾病的防治、健康科普与诊疗标准化体系的构建二十余年，是推动我国宫颈健康事业高质量发展的重要领军人物。将国际先进理念与中国临床需求深度融合，自主研发 R-way 阴道镜诊断系统，大幅提升了阴道镜拟诊与组织病理结果的一致性，使宫颈病变识别更为精准高效。主导制定《子宫颈癌前病变规范化诊断与治疗》团体标准，为全国推广“精准诊治、减少损伤”的现代宫颈诊疗模式提供了科学依据与实践路径。

前言

维护宫颈健康是每位女性不可忽视的重要课题。大量临床研究表明，只要能够在早期及时发现并规范治疗宫颈癌前病变，就可以有效预防宫颈癌的发生。但这些宫颈癌前病变常常没有明显症状，只有通过系统而科学的筛查才能真正实现早期预防、早期发现和早期治疗。现实生活中，许多女性对宫颈癌筛查存在认知误区，或者因不了解筛查结果而产生过度担忧，甚至造成不必要的诊疗干预。因此，向广大女性朋友普及宫颈健康知识、提高她们对筛查重要性的认识，帮助她们准确解读筛查报告，显得尤为必要。

编写《宫颈健康百问百答》的根本意图是针对女性在宫颈健康管理中常见的、反复出现的典型疑问，以问答形式集中给予明确解答。我们在长期临床诊疗、线上互动、科普直播和线下咨询中，发现女性对宫颈癌筛查的流程不熟悉，对检查指标的意义存在误解，对 HPV 疫苗的接种存在顾虑，特别是对何时需要积极治疗、何时可以观察随访缺乏清晰认识。正是基于这些真实而普遍的困惑，我们将问题系统整理与归纳，精选出 100 个最具代表性的问题进行细致解答，旨在为广大女性提供一部实用性强、科学严谨、易于理解的宫颈健康指南。

全书涵盖了宫颈癌筛查、诊断标准、治疗方法、术后随访管理以及 HPV 疫苗接种等宫颈健康管理的各个环节；尤其针对女性朋友在备孕期、妊娠期、哺乳期及更年期等特殊生理阶段的具体需求，提出了个性化、场景化的专业建议。书中秉承“预防为主、精准诊疗”的指导思想，倡导女性朋友将宫颈健康管理融入日常生活，树立积极主动的健康观念；并特别强调在面对检查异常时，要避免因过度担忧而进行不必要的干预，鼓励女性理性分析，科学决策，实现个体化健康管理。

在编写原则与方法上，《宫颈健康百问百答》始终坚持严谨性与实用性的统一，以最新的宫颈健康指南、国际共识及权威专家共识作为内容依据，确保内容的科学权威。同时，以读者为中心，采用简洁直观的问答方式，使复杂的医学知识简单化、生活化、具体化，便于读者迅速理解和掌握。每个问题的解答都经过专家团队的严格审核与反复讨论，力求精准、严谨、通俗易懂，最大限度地贴近实际需求。

本书的主要读者对象为21岁以上的女性朋友，尤其适合对宫颈健康有关注、已经开展性生活并接受或计划接受宫颈癌筛查的女性，特别是针对筛查中出现异常情况、希望明确诊疗流程和后续健康管理细节的女性读者，提供精准、快速、高效的参考。读者可根据自身健康状况和检查报告灵活选择需要的章节或问题，通过问题编号直接定位答案，节省阅读时间，提高健康管理效率。

在本书的编写过程中，得到了北京大学第一医院妇产生殖医学中心宫颈诊疗中心团队、国际生态生命安全科学院院士专家团队，以及北京嘉禾妇儿医院等众多专业机构和医生的热情支持和悉心指导。正是各方专家严谨、细致的审阅与宝贵意见，使本书的内容更加准确完善、切合实际。

我们衷心期望本书能真正成为广大女性管理宫颈健康的良师益友，扫清认知误区与诊疗困惑，助力每位女性在通向健康的道路上从容自信地前行。本书出版之际，恳切希望广大读者在阅读过程中不吝赐教，欢迎发送邮件至邮箱renweifuer@pmph.com，或扫描下方二维码，关注“人卫妇产科学”，对我们的工作予以批评指正，以期再版修订时进一步完善，更好地为大家服务。

赵健

2025年10月

目录

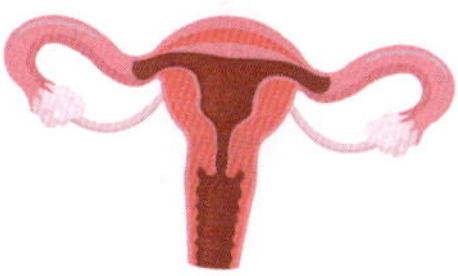

一　宫颈癌前病变诊断与治疗

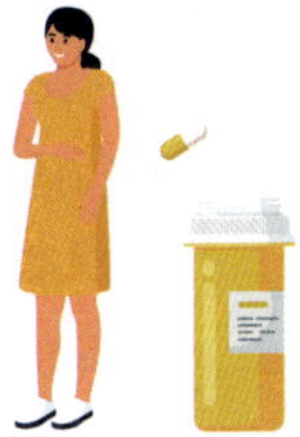

二 宫颈癌前病变的预防

三　雌激素低下时宫颈癌前病变的防治

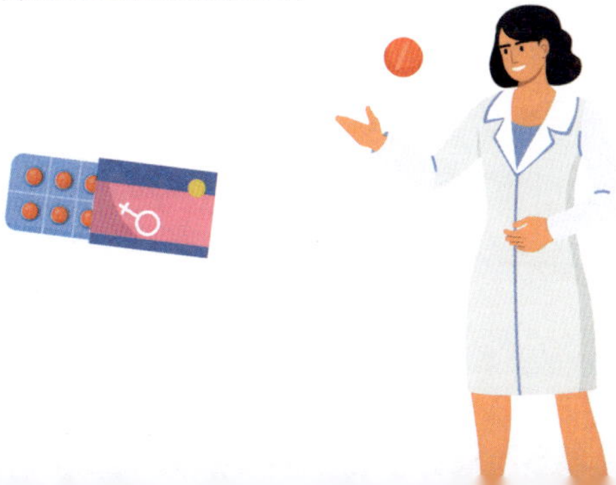

四 特殊时期宫颈癌前病变的防控

一

宫颈癌前病变诊断与治疗

1 宫颈癌筛查中医生通常会做哪些具体检查项目？

医生会详细询问您的病史，包括是否存在不规则出血、阴道排液、下腹疼痛或其他异常症状，以及月经周期等相关信息。如果有异常情况，医生会以此为线索进行进一步的诊断和检查；若未发现明显的症状或体征，通常会建议进行常规筛查，包括液基薄层细胞学检查（thinprep cytologic test，TCT）和高危型人乳头状瘤病毒（human papillomavirus，HPV）检测。

（1）液基薄层细胞学检查：是宫颈癌筛查的传统方法，主要通过采集宫颈细胞样本，分析细胞是否存在异常形态。通过液基薄层细胞学检查，可以及时发现宫颈的早期病变，尤其是对一些潜在病变的监测，为后续治疗和干预提供依据。

（2）高危型 HPV 检测：可以识别是否存在高危型 HPV 感染。高危型 HPV（如 HPV16、18 型等）是导致宫颈癌的主要原因，可以长期感染宫颈上皮细胞，诱发细胞发生恶性转化。通过高危型 HPV 检测，同样可以早期识别宫颈癌前病变，为及时干预提供依据。

（3）其他检查：根据患者具体情况，医生可能会推荐进一步的检查。例如，盆腔 B 超检查可以评估宫颈长度、占位、血流，子宫和卵巢的健康状况。如果有其他不适，医生也会根据症状进行其他必要的检查。

液基薄层细胞学检查与高危型 HPV 联合检测能够互为补充，更早期、更精准地发现宫颈癌前病变，即高级别鳞状上皮内病变（high-grade squamous intraepithelial lesion，HSIL）CIN2、CIN3 和原位腺癌（adenocarcinoma in situ，AIS）。由于这些病变存在较高的癌变风险，及时发现后，医生会采取相应的治疗或密切随访措施，以防止病变进展为宫颈浸润癌，从而有效地降低宫颈癌的发生风险。

2 哪些情况无需转诊阴道镜检查以及后续如何管理?

无需转诊阴道镜检查的情况包括以下四种类型：

（1）TCT NILM/ 高危型 HPV（ - ）：TCT 显示未见上皮内病变和恶性细胞（NILM）联合高危型 HPV 检测均为阴性，即刻罹患 CIN3 + 的风险为 0，回归健康人群，定期随访。

（2）TCT NILM/12 种高危型 HPV（ + ）（非 HPV16/18 型）：TCT：NILM，但 12 种高危型 HPV 阳性，即刻罹患 CIN3 + 的风险为 2.1%，风险较低，回归健康人群，定期随访。

（3）TCT ASC-US/ 高危型 HPV（ - ）：TCT 显示为无明确诊断意义的不典型鳞状细胞（ASC-US），但高危型 HPV 阴性，即刻罹患 CIN3 + 的风险仅为 0.04%，风险极低，回归健康人群，定期随访。

（4）TCT LSIL/ 高危型 HPV（ - ）：TCT 显示为低度鳞状上皮内病变（LSIL），高危型 HPV 阴性，即刻罹患 CIN3 + 的风险为 1.1%，风险较低，回归健康人群，定期随访。

后续管理建议如下：

（1）定期宫颈筛查与健康随访：持续进行液基薄层细胞学检查

和高危型 HPV 检测是预防宫颈癌的重要环节。建议按医嘱定期复查，通常每年进行一次 TCT + HPV 联合筛查。若出现 HPV 持续感染或细胞学异常，应及时就医复查，做到早发现、早干预。通过规范化的随访制度，可有效降低宫颈癌前病变的漏诊与延误风险。

（2）保持规律作息与心理平衡：作息紊乱会导致机体免疫力下降，影响病毒清除和细胞修复。建议每天保证 7 ~ 8 小时的高质量睡眠，晚上 22:30 前入睡，建立良好的睡眠节律。同时，注意减轻心理压力，避免长期焦虑或恐慌。保持愉快心情、积极心态，对于维持内分泌平衡和免疫功能均有积极作用。

（3）均衡饮食与免疫支持：建议多摄入富含维生素 C、E，β-胡萝卜素及叶酸的新鲜蔬果，如猕猴桃、西红柿、胡萝卜、绿叶菜等；减少高脂肪、高糖的食物摄入。避免吸烟与过量饮酒，因为烟草及酒精中的有害物质可能损伤宫颈上皮细胞并削弱免疫防御。日常生活中应注意个人卫生，保持外阴清洁干燥，避免不必要的阴道冲洗及频繁更换性伴侣，预防交叉感染。

（4）坚持科学运动与体重管理：适度的有氧运动如快走、慢跑、游泳、骑行等，每次 30 ~ 60 分钟，每周 3 ~ 5 次，可促进血液循环、改善代谢水平、增强免疫功能。体重过高或过低都会干扰内分泌平衡，因此建议维持健康体重指数（BMI：18.5 ~ 23.9kg/m^2）。

（5）HPV 疫苗接种与防护意识：对于 45 岁以下女性，尤其是尚未感染高危型 HPV 者，建议尽早完成全程 HPV 疫苗接种，以获得针对 HPV16、18 型及其他型别的保护。已感染者仍可咨询医生评估接种价值。疫苗接种并非“一劳永逸”，仍需坚持定期筛查与自我防护。

（6）绝经后女性的特殊关注：绝经期后雌激素水平下降，阴道及宫颈黏膜萎缩，易导致老年性阴道炎、宫颈炎等问题。此阶段女性应注意局部清洁和湿润度，可在医生指导下适当使用雌激素类外用药物改善阴道环境，并持续进行宫颈健康监测，防止病变被忽视。

3 TCT 联合高危型 HPV 检测结果，哪些情况需要及时预约阴道镜检查？

（1）TCT NILM，HPV16 型和 / 或 18 型阳性：HPV 检测结果显示感染 HPV16 型和 / 或 18 型，为高危型 HPV，与宫颈癌的发生密切相关。即使没有明显的病变，建议进一步行阴道镜检查并紧急干预。

（2）TCT ASC-US/LSIL，高危型 HPV 阳性：建议行阴道镜检查，根据检查结果评估是否需要进一步治疗。

（3）若 TCT 出现以下结果，无论高危型 HPV 检测结果如何，建议转诊阴道镜检查。

1）不能排除高级鳞状上皮内病变的不典型鳞状细胞（ASC-H）：结果提示细胞有明显改变，可能需要进一步检查来排除癌症。

2）高级别鳞状上皮内病变（HSIL）：必须尽早采取措施治疗，以防进一步发展为宫颈癌。

3）不典型腺细胞（AGC）：通常需要通过更详细的评估来明确。

4）原位腺癌（AIS）：建议行阴道镜检查明确病变，尽早进行治疗，以防止其进展为宫颈癌。

5）恶性细胞：存在恶性病变的可能性，需要立即进行进一步诊断和治疗。

建议根据以上检测结果进行快速的一体化诊断与治疗，尽可能缩短等待时间，尤其是在存在高危病变时。为了提高治疗效果和预防其他健康问题，建议空腹就诊，以确保检查和治疗的顺利进行。

4 如果TCT联合高危型HPV检测均阴性，但存在阴道不规则出血或异常排液，是否需要进一步检查？

建议患者尽快前往正规医院就诊。

任何异常的主诉或体征都可能是疾病早期的重要提示。阴道不规则出血及异常阴道排液往往是宫颈癌前病变乃至宫颈癌最可靠的早期线索之一。一旦出现这些症状，应及时进一步明确诊断，排除严重疾病。

大部分宫颈癌前病变发生时，并无明显症状或体征，因此宫颈癌筛查是针对无症状的健康女性，通过TCT和高危型HPV检查来尽早发现病变，以实现早期干预。筛查异常的患者通常需要转诊阴道镜检查，以进一步明确病变的性质。

需要强调的是，出现临床症状（如阴道不规则出血、异常排液等）与常规宫颈癌筛查是两个不同的诊疗途径，不应混淆。症状的出现意味着患者已经不是完全健康状态，不能单纯依据TCT和高危型HPV筛查结果阴性而排除疾病的可能性，因为筛查存在假阴性的情况。

因此，无论宫颈癌筛查结果如何，只要出现了阴道不规则出血、异常阴道排液或其他不适症状，都需要立即就诊并进行针对性的诊断检查。同时，即使没有任何症状，也应遵守规定的筛查间隔定期进行宫颈癌筛查，以尽可能早期发现潜在病变。

5 为什么宫颈癌前病变常常悄无声息地发生?

宫颈癌前病变在早期通常没有明显症状，许多女性难以自觉察觉异常。造成这种“无声”发生的原因主要包括以下几个方面。

（1）子宫颈的解剖结构限制了早期病变的感知：子宫颈位于阴道深处，周围神经末梢较少，局部对疼痛和不适的感知较弱。早期病变大多局限于表层或浅表组织，尚未破坏子宫颈的整体功能和结构，因此女性难以通过疼痛、瘙痒等感觉察觉病变，导致病变处于无症状状态。

（2）传统发现疾病的方法对早期宫颈病变作用有限：传统诊断通常依赖患者的主观症状，如疼痛、肿块、异物感或功能异常等。然而，早期宫颈癌前病变往往无明显痛感或视觉、触觉异常，因而难以通过症状发现，导致早期病变被忽视。

（3）女性体内激素水平波动掩盖了病变症状：雌激素和孕激素等随月经周期自然波动，影响阴道分泌物的数量和性质。这些正常的生理变化可能掩盖由病变引起的轻微异常，使女性难以察觉潜在的健康问题。

（4）社会和心理因素影响了女性的就医行为：即便出现如同房出血等异常表现，因出血短暂且无痛不痒，加之羞涩、恐惧或对医学检查的排斥，许多女性往往不主动就医，错失早期诊断和治疗的良机。

综上所述，宫颈癌前病变早期缺乏明显症状，是子宫颈特殊解剖结构、传统症状发现方法的局限、激素变化影响以及社会心理因素等多重原因共同作用的结果。因此，女性难以仅凭自我感觉察觉病变，定期进行科学的宫颈筛查（如 TCT 联合高危型 HPV 检测）

尤为重要。通过筛查，能够及早发现并干预病变，有效预防宫颈癌的发生，保障女性健康。

6 医生建议做阴道镜检查，术前应如何做好充分准备？

（1）检查前 48 小时内避免性生活、阴道冲洗、阴道用药或使用任何阴道内制剂，以免影响检查结果。

（2）如正处于月经期，应待月经干净后再进行检查，最佳时间为月经干净后 3 ~ 7 天内。

（3）如果近期出现急性阴道或宫颈感染，如阴道炎或盆腔炎等，应待治疗后再行检查。

（4）若存在急性严重炎症，应在治疗炎症后再行阴道镜检查，以减少感染风险并确保检查准确性。

（5）如医生建议提前进行超声检查，应遵循医嘱，提前完成，以明确宫颈或宫腔内病变情况。

（6）提前预约好阴道镜检查时间，并严格按照约定的时间准时到达。

（7）检查当天穿着宽松、易于脱换的衣物，以便检查时方便进行。

（8）特别重要的是，术前务必告知医生自己的健康状况，包括近期用药史、过敏史，以及是否对醋酸或碘液过敏。

充分准备可以有效提高阴道镜检查的准确性，减少不适，确保检查顺利完成。

手术当天所需物品：①到阴道镜室办理挂号手续；②血液检查结果：血常规、感染筛查；③尿常规；④ TCT 联合高危型 HPV 检测结果，无则说明转诊阴道镜的理由；⑤如果有请出示：超声测量宫颈管长度及占位血流结果。

7 阴道镜检查全过程的具体步骤是什么，有哪些关键细节需要特别注意？

阴道镜检查是一个相对温和的过程，以下是阴道镜检查的具体步骤。

①宫颈暴露：医生会使用窥阴器轻轻撑开阴道，让宫颈暴露，类似于“托住”宫颈。可能会引起轻微不适。

②清理分泌物：医生会用生理盐水冲洗宫颈，并可能使用棉球或小毛刷清除多余的分泌物。如果分泌物较黏稠，医生可能需要使用活检钳轻轻去除一部分分泌物，以便更清晰地观察宫颈。

③醋酸试验：医生会用浸泡了5%醋酸溶液的大棉球轻轻擦拭宫颈表面，持续约50秒。可能会引起轻微的不适，如刺痛或灼热感。

④阴道镜下碘试验（可选）：如果需要，医生会使用5%碘溶液涂抹宫颈，通常不会引起不适。

⑤活检：检查结束后，医生会判断是否需要进行活检（取少量组织进行病理检查）。如果不需要活检，检查即告完成。

阴道镜检查后的注意事项：①阴道镜检查后，如果进行了阴道镜下碘试验，可能会有少量深棕色的阴道分泌物，这是正常现象，无需担心，可以使用护垫保持清洁；②如果检查过程中未进行阴道镜下碘试验，则通常不会出现深棕色分泌物；③检查后如出现明显出血、腹痛、异常排液、异味或其他身体不适，应及时联系医生进行进一步诊治。

8 若阴道镜检查后未取活检，后续如何进行管理？

阴道镜检查未取活检，通常表明检查时未发现明显的宫颈癌前病变，意味着即刻发生病变的可能性较低，无需立即进行组织病理学检测。但这并不代表完全排除病变的存在，主要原因包括：①病变可能局限且较细微，难以被肉眼或通过阴道镜观察到；②病变处于早期阶段，尚未明显发展或显现。

因此，单次阴道镜未取活检并不能完全排除病变风险。为确保及时发现潜在的隐匿病变，建议患者在 6 个月后再次进行宫颈癌筛查，包括 TCT 联合高危型 HPV 检测等。如果连续两次检查均未发现异常，可较为可靠地判定患者处于低风险状态。

在此期间，患者应注意以下事项：①按照医生建议按时复查，切勿擅自中断随访；②保持健康生活方式，增强自身免疫力；③保持良好个人卫生，避免接触含有高危型 HPV 的脱落细胞；④注意自身状况，如出现异常阴道出血、分泌物改变等，应及时就医；⑤ 45 岁以下女性建议接种 HPV 疫苗，以降低未来感染风险。

总之，阴道镜未取活检提示当前未见明显病变，但仍需通过定期复查和动态观察，排除潜在风险，做到既不漏诊，也避免过度诊疗，从而有效保障女性的宫颈健康。

9 若阴道镜检查时医生进行活检，是否意味着一定存在病变风险？

并不一定。阴道镜检查是一种通过标准化流程初步识别宫颈疑似病变区域的诊断技术，但它并不是最终诊断手段。最终诊断需要依靠病理科对活检组织在显微镜下进行详细分析。研究显示，阴道镜下发现的异常约有 70% 与组织病理学结果一致，但约有 30% 的异常可能仅为生理性变化，最终病理结果有时显示正常。因此，医生建议进行活检，并不意味着患者一定存在宫颈癌前病变或宫颈癌，而是为了排查病变并明确诊断。

宫颈活检是一种简单、安全且有效的宫颈病变诊断方法，虽然可能会引起轻微不适，但在明确病变性质和指导个体化治疗方面起着关键作用。医生在阴道镜检查时进行活检，不仅是为了采集组织样本进行病理检查，提供后续治疗的依据，同时也可以去除可能存在的异常组织，起到一定的初步治疗效果。

活检后，建议患者保持局部清洁，避免剧烈运动和性生活，以防感染。同时，应耐心等待病理结果，并根据医生建议及时进行后续随访或治疗。

10 阴道镜检查中，医生为何会同时进行宫颈管搔刮术？

宫颈管搔刮术（endocervical curettage，ECC）是一种通过刮取宫颈管内膜组织来检测病变的方法，主要用于评估宫颈管内是否存在隐匿性病变。由于阴道镜对宫颈管内病变的识别存在一定局限，医生会根据具体情况决定是否进行 ECC，常见情况包括以下几种。

（1）病变延伸至宫颈管：若阴道镜检查发现病变并怀疑其已扩展至宫颈管内，则应采用 ECC 技术确认宫颈管内是否存在病变。

（2）TCT 结果异常：当阴道镜下未能明确发现病变，但 TCT 检测显示高级别鳞状上皮内病变时，应在宫颈红区进行活检；若宫颈表面呈粉色且红区延伸至宫颈管内，则建议通过 ECC 进行取样。

（3）宫颈出血部位需要活检：若发现宫颈出血且出血部位位于宫颈管内，则需要通过 ECC 取样，以获取相关组织进行活检。

通过 ECC，医生能够更全面地评估宫颈癌前病变，有效指导后续诊疗方案。

11 阴道镜检查后直接安排诊断性锥切，通常意味着什么情况？

诊断性锥切是一种通过手术切除宫颈组织，以便获得完整病理标本进行准确诊断的方法。该术式不仅能明确病变的性质和范围，还可在一定程度上切除病变组织。医生在阴道镜检查后直接安排诊断性锥切，通常出于以下几种考虑：①阴道镜检查高度怀疑存在宫颈癌前病变，病变范围较大或病变深入宫颈管，常规多点活检未能明确病变的最高等级，需通过锥切手术完整切除并精准诊断；②宫颈表面存在明显的增生性病变或可疑病变区域，单纯活检不足以全面评估病变的范围及深度，需实施诊断性锥切进一步明确诊断。

诊断性锥切的意义在于一次性完整切除可疑病变组织，并将标本送病理检查。通过病理检查，医生可以更准确地确定病变性质及范围，最大限度地去除病变组织，避免患者因反复手术而承受不必要的创伤，减少治疗的复杂性。

12 接受阴道镜活检后，患者应注意哪些术后事项？

（1）活检后医生通常会在阴道内放置棉球以压迫止血，请务必按照医生的指示，放置 24 小时后取出棉球。

（2）活检后可能会出现少量阴道出血或血性分泌物，这是正常现象。建议使用护垫保持清洁，避免剧烈运动及性生活，并严格遵循医生的护理建议。通常建议术后休息 1 ~ 2 天，避免搬重物、长时间站立或剧烈运动。术后 24 小时后可逐渐恢复轻微的日常活动。

（3）活检后 2 周内禁止盆浴及性生活。

（4）如果阴道出血量明显超过月经量，或出现明显腹痛、异常分泌物增多、异味或其他不适，应及时联系医生就诊。

（5）如医生开具药物，请严格按医嘱服用或使用。

（6）活检的病理检查结果通常需等待 7 ~ 10 个工作日，请密切关注检查结果，并按时复诊，根据医生建议确定下一步的治疗方案。

13 为什么活检的病理结果和 TCT 联合高危型 HPV 检测结果有时不一样？应以哪个结果为准？

活检的病理结果和 TCT 联合高危型 HPV 检测结果出现差异，主要是因为两种检查手段的作用和检测方式不同。

（1）检测的目的和人群不一样：TCT 联合高危型 HPV 检测适用于有性生活史的女性，是目前推荐的宫颈癌初筛方法，目的是找出那些宫颈病变风险比较高的女性，这种检测灵敏度较高，但不是最终的诊断工具。而活检是医生用阴道镜检查时，从疑似病变的宫颈组织里取一小块组织，送去显微镜下详细检查，来确认有没有真正的病变。这个检查更准确，是最终确定诊断的“金标准”。

（2）采样的方法不一样：TCT 样本是从宫颈脱落下来的细胞，受采样技术和细胞分布影响，有时会出现漏诊或者假阳性。高危型

HPV 检测只是检查是否感染高危型 HPV 病毒，但不能说明宫颈脱落细胞是否已发生病变。而活检的样本是一小块组织，可以直接看到细胞和组织的变化，更能准确判断病变是否发生。

（3）检测范围和操作方式不一样：TCT 联合高危型 HPV 检测覆盖宫颈范围较大，创伤小，适合大规模筛查，也可以重复做。活检是有创伤的操作，主要针对阴道镜上看到的可疑区域，适合高风险或者检查发现异常的女性，目的是明确诊断。

因此，活检的病理结果是最权威、最准确的诊断依据。如果活检结果和 TCT 联合高危型 HPV 检测结果不一致，医生会结合你的病史、体检和其他检查，做全面评估，必要时会建议复查或再次取样，确保诊断准确后再制订治疗方案。

14 活检或 ECC 结果显示为 LSIL/CIN1 时，为何建议随访观察而非立即治疗？

（1）自然逆转率高：LSIL/CIN1 仅涉及宫颈上皮下 1/3 层的异常增生，上 2/3 层仍为正常，具有较高的自然逆转率（60% ~ 80%）。多数患者尤其是年轻女性及免疫功能正常者，其免疫系统能自行清除高危型 HPV 感染，从而促使病变在 1 ~ 2 年内自然消退。

（2）进展为高级病变的风险低：LSIL/CIN1 在数年内发展为 CIN2 或 CIN3 的概率较低，研究显示 4 年内仅约 1.5% 的 LSIL/CIN1 患者可能进展为 CIN3 及以上的高级病变（即真正需要干预的宫颈癌前病变）。因此，大部分 LSIL/CIN1 病变将长期保持稳定或消退，仅有极少部分可能逐步进展。

（3）避免不必要的过度治疗及相关风险：治疗 LSIL/CIN1 通

常意味着需要损伤约 2/3 的正常宫颈组织，这可能带来宫颈管狭窄、宫颈功能不全、感染及早产等并发症，尤其对未来有生育计划的女性来说，这些风险较为显著。相较而言，待病变明确进展至 CIN2 或更高级别时再采取环形电切术（loop electrosurgical excision procedure，LEEP）或冷刀锥切术（cold knife conization，CKC）干预是更为合理和安全的临床决策。

（4）随访能够有效监控病情变化：通过定期随访（建议每 6～12 个月进行 TCT 联合高危型 HPV 检测），可动态监测病变的变化趋势。如果在随访过程中病变持续存在、明确进展至 CIN2 或更高级别病变，则可及时干预治疗。

因此，综合考虑病变逆转可能性、进展风险及治疗带来的不利影响，对于明确诊断为 LSIL/CIN1 的患者，推荐采取定期随访、动态观察的管理策略，而非立即进行治疗干预。

15 若宫颈活检显示为 LSIL/CIN1，但阴道活检发现为 VaIN2 或 VaIN3，需要立即治疗还是选择观察随访?

不一定需要立即治疗。阴道上皮内瘤变（vaginal intraepithelial neoplasia，VaIN）是指阴道上皮内异常细胞增生，其中 VaIN2 表示中度异型细胞增生，尚未累及阴道上皮全部厚度，属于中度病变；VaIN3 表示重度异型细胞增生，病变细胞几乎累及整个阴道上皮厚度，是高度癌前病变。

虽然 VaIN2 和 VaIN3 均属于阴道癌前病变，但阴道的细胞结构相对简单，癌变风险较低。阴道癌的发病率远低于宫颈癌（约 7/100

万），许多国家未将阴道病变纳入常规筛查。且 VaIN2 或 VaIN3 较易发现，部分女性可能出现阴道分泌物增多、同房出血等症状，便于及早就诊，通过阴道镜检查也易发现病变并及时取掉。研究显示，免疫功能正常的患者中，活检后的部分 VaIN2 和 VaIN3 病变可能自然好转。

当前医学共识认为：如果宫颈仅有 LSIL/CIN1，阴道病灶范围较小且无明显症状，同时患者能够接受定期复查，暂时不进行治疗而选择观察随访是一种科学且安全的管理方式。医生通常建议每 6 ~ 12 个月进行一次复查，包括宫颈筛查和阴道镜检查。若后续检查结果稳定或改善，可继续观察；若病变持续存在、扩大或有进展迹象，则考虑进行激光治疗或局部手术干预。当然，对于免疫力低下的患者（如器官移植后、艾滋病患者等），病变进展风险较高，此类患者更建议积极治疗。

16 如果活检结果是 HSIL（CIN2 或 CIN3），医生接下来会怎么做？为什么？

活检结果显示 HSIL，也就是医学上所说的 CIN2 或 CIN3 时，表示宫颈细胞出现了较明显的异常，这种情况被称为“宫颈癌前病变”。虽然还不是癌症，但如果不及时治疗，确实有可能继续发展成为宫颈癌。因此，当你拿到这样的检查报告时，医生一般会建议尽快接受进一步的治疗。

当活检结果为 CIN2 或 CIN3 时，意味着宫颈细胞的异常已经比较明显。研究显示，若不采取措施，病变有一定概率逐渐发展成真正的宫颈癌，届时治疗难度会大得多。因此，医生会建议在病变还没有严重到癌症阶段的时候，主动进行治疗，以防止“小病”变成“大病”。

常见的治疗方法包括 LEEP 或 CKC。简单来说，就是通过一个小型手术，将宫颈异常的细胞清除掉。整个过程很快，一般只需要十几分钟到半小时，大部分患者不需要住院，恢复也比较容易。

医生在确定治疗方案时，会特别关注生育需求和年龄。如果年龄较轻，病变范围较小，并且还有生育计划，医生可能会尽量采用损伤较小的治疗方式或密切随访，以最大程度保护生育能力。如果已经完成了生育计划，或病变范围较大，医生可能会推荐更彻底的治疗方式，避免病变复发。

总之，HSIL（CIN2 或 CIN3）虽然需要认真对待，但只要及时接受治疗，绝大多数情况下都可以阻止病情进一步发展，恢复健康也并不困难。所以不用过于紧张，按照医生的建议，积极配合治疗，就能很好地保护宫颈健康和生活质量。

17 为什么部分 HSIL 患者可选择随访观察，而非立即治疗？

随着宫颈癌定期筛查的普及，局灶性微小病变的检测率提高。活检不仅能在早期发现病变，还可能在检查过程中切除病变。因此，在考虑宫颈锥切手术前，应结合病理报告和切除部位进行全面评估，决定是否需要进一步治疗。如果病变已通过点活检切除，可以选择随访观察，等待宫颈组织自然康复。如随访中发现病变未消失或复发，则可考虑进一步治疗。

病理报告若使用“局灶”“游离”或“碎片状”等表述，通常提示病变范围较小，且可能在活检过程中已被完全切除。结合阴道镜检查结果，可进一步印证这一判断：除活检区域外，宫颈其他部位多无明显异常，提示病变可能已被彻底清除。

在制订后续处理方案时，医生应综合评估病理报告与阴道镜检查结果，全面判断宫颈是否存在残留病变。由于单一检查往往难以全面反映病变情况，因此多维度综合分析尤为重要。

目前认为即便病变已切除，仍需重视随访管理，定期复查以确保无复发或遗漏。对于局灶性微小病变，若阴道镜下活检已完整切除，可选择暂不进一步治疗，但必须在严格的随访监测下确认安全；若随访中发现病变复发或持续存在，则应及时考虑进一步治疗干预。

18 在宫颈 HSIL 的治疗中，什么情况下推荐使用红卡免疫调节剂？

红卡免疫调节剂（Nr-CWS）是一种通过增强机体免疫力、促进高危型 HPV 清除，从而控制宫颈癌前病变进展的非手术治疗方式。其推荐使用情境主要包括以卜儿种。

（1）有生育需求、希望保留生育功能的患者：对于有生育需求的女性，Nr-CWS 作为保守治疗方案，在一定程度上有助于避免锥切术等手术对宫颈的损伤，保护宫颈功能。

（2）病变较局限，宫颈管未受累者：适用于阴道镜下显示病变仅限于宫颈外口、未累及宫颈管的患者。此类病变风险相对较低，可先尝试免疫治疗，观察病变逆转情况。

（3）暂不适合手术治疗的患者：如妊娠期患者或因合并基础疾

病等原因暂时不宜接受手术者，Nr-CWS 可作为过渡性治疗手段，控制病变进展。

（4）免疫状态良好、能耐受免疫治疗的患者：患者需无严重免疫系统疾病，具备接受免疫调节治疗的基本身体条件。

（5）具备良好依从性、能配合长期随访的患者：Nr-CWS 治疗见效较慢，需患者在治疗过程中按医嘱定期进行 TCT 联合高危型 HPV 检测和阴道镜复查，动态评估疗效。

Nr-CWS 适用于部分宫颈 HSIL 患者，尤其是在保育需求强、病变较轻或暂不宜手术的情境下。治疗前应由专业医生评估是否符合使用条件，并在治疗过程中密切随访，确保疗效与安全性。

19 什么情况适合使用光动力疗法治疗宫颈 HSIL？何时为最佳治疗时机？

光动力疗法（photodynamic therapy，PDT）是一种新型的、不需要动刀的治疗方式，常用于治疗宫颈高级别鳞状上皮内病变（HSIL，包括 CIN2 和 CIN3）。它的原理是让光敏药物先“找到”病变细胞，再用特定波长的光照射，使这些细胞被精准清除，而正常组织几乎不受影响。

光动力疗法的优势：①保留宫颈、保留生育功能：不用切除宫颈组织，不影响将来的怀孕与分娩；②创伤小、恢复快：治疗过程中几乎没有疼痛，对身体损伤很小，术后恢复快；③更安全：不需要麻醉，没有明显出血，也几乎不会留下瘢痕；④可重复治疗：如果病变复发，还可以再次进行治疗，对后续的其他治疗没有影响。

适用情况：①适用于病变在 CIN2 或 CIN3 阶段，还没有发展为宫颈癌的女性；②希望保留宫颈功能和生育能力，或暂时不适合手术的患者；③病灶范围较小、较浅，适合光动力药物与光线充分作用；④对手术切除方式有顾虑，或身体条件不适合手术治疗的女性。

最佳治疗时机：①在病变还处于早期阶段时：此时治疗效果最好，能一次性清除病变；②防止病变进一步发展：在病变还未进展得更严重或进展为癌变前治疗，能有效降低风险；③身体状况良好时：免疫力好、恢复快，能帮助组织修复并防止复发。

医生会根据阴道镜、细胞学检查及病理检查的结果，综合评估患者情况。如果当前病变正处在光动力疗法最合适的时机，建议及时治疗，这样不仅能获得更好的疗效，也能最大程度地保护宫颈健康与生育能力。

20 ECC 活检病理发现宫颈癌前病变，为何不建议保守治疗？

（1）ECC 取样局限且易遗漏病变：ECC 为盲视状态下的活检，无法在直视下精准确定病变位置和范围；ECC 采用的是刮取组织的方式，仅能获取宫颈管表面的部分组织，不能全部精准去除病变。

（2）ECC 诊断可能低估病变严重程度：ECC 取样的随机性和局限性可能无法准确代表整个宫颈管的真实病变情况。尽管 ECC 可能诊断出宫颈癌前病变，但后续锥切手术常发现更大范围或更严重的病变，包括微浸润癌，提示 ECC 存在漏诊和低估病变的风险。

基于以上原因，ECC 提示宫颈癌前病变，建议进行宫颈锥切术以明确诊断并完整切除病变，不宜仅依赖保守观察。

21 活检病理显示“原位癌”，是否等同于“原位腺癌”？该如何处理？

“原位癌”（carcinoma in situ，CIS）这个术语现在已经不单独使用了，它一般被归为宫颈上皮内瘤变（cervical intraepithelial neoplasia，CIN）重度病变，即HSIL/CIN3，二者在病理表现和治疗上是一样的。所以“原位癌”相当于CIN3，不是单独的诊断类别。

而“原位腺癌”（adenocarcinoma in situ，AIS）是宫颈腺体的宫颈癌前病变，和“原位癌”不一样。AIS通常隐藏在宫颈管较深部位，筛查比较困难，需要多种检测方法配合确认。如果不及时治疗，AIS有发展成浸润性腺癌的风险。

针对这两种情况有如下处理建议。

（1）如果是CIN3（也就是“原位癌”），医生通常会根据病变范围和患者生育计划，建议进行宫颈锥切术（LEEP或CKC）或消融治疗，术后需定期复查。

（2）如果是AIS，则治疗方案更个体化。年轻、希望保留生育能力的患者一般采取宫颈锥切术；若病变范围较广或无生育需求，可能建议全子宫切除。

总结来说，“原位癌”一般指HSIL/CIN3，而“原位腺癌”（AIS）是宫颈腺体的高级别病变，两者均属于宫颈癌前病变，都需积极治疗并定期随访。

22 活检显示 HSIL 累及宫颈腺体，是否意味着病变已经恶化？需要进行哪些处理？

活检显示 HSIL 累及宫颈腺体，很多人容易误以为病变性质已经恶化，甚至变成了宫颈原位腺癌或宫颈腺癌。其实不然，这只是说明 HSIL 的异常细胞侵入了宫颈腺体内部，病理类型依然是鳞状上皮内病变，与宫颈腺癌是两种完全不同的疾病，不能混淆。

在治疗方面，临床标准已经充分考虑到病变可能累及腺体这一情况。HSIL 病变的厚度通常约为 1mm，而标准治疗深度则设计在 5 ~ 8mm，目的是确保覆盖包括累及腺体在内的病变组织，从而达到彻底清除的效果。因此，绝大多数累及腺体的 HSIL 病变，都能够通过规范治疗得到有效控制。

总之，发现 HSIL 累及腺体时，患者无需过度担心病变恶化，只要按照医嘱接受规范治疗，并定期随访，就能确保病情得到妥善管理，保障治疗效果。

23 活检后为什么要做 p16 免疫组织化学检查？如果结果是阳性，是否说明病情更严重？

p16 免疫组织化学检测是一种辅助性手段，帮助病理科医生更准确地判断宫颈癌前病变的性质，尤其对 CIN2 的细致分类具有重要意义。

过去，CIN 病变常采用三分类法，即 CIN1、CIN2 和 CIN3。但在临床处理上，无需严格按照三分类来决定治疗或随访方案，因此更倾向于采用二分类体系，即低级别鳞状上皮内病变（LSIL）和高级别鳞状上皮内病变（HSIL）。其中，CIN1 对应 LSIL，CIN3 对应 HSIL，但 CIN2 的归属则需要借助 p16 免疫组织化学检测进一步明确。

具体来说，p16 阳性的 CIN2 被归为 HSIL（即 HSIL/CIN2），提示病变风险较高，需积极处理；而 p16 阴性的 CIN2 则归入 LSIL，风险较低，可选择定期监测。

因此，看到 p16 阳性不必过于担心，它并不意味着病变自动升级或恶化，而是医生判断病变性质和制订治疗方案的重要参考依据。医生会结合病理报告的整体结果和患者具体情况，给出最合适的治疗建议。如果病理报告显示为 LSIL/CIN1，通常不会因 p16 阳性而改变治疗方案，以避免不必要的治疗干预。

24 若宫颈癌前病变为 CIN3，怀疑可能是早期宫颈癌，接下来医生会如何处理，为什么要这样做?

首先，医生会综合评估患者情况。通过 MRI、超声或 CT 等影像学检查，详细观察宫颈及其周围组织是否有癌症浸润的迹象。同时，会抽血检测肿瘤标志物如鳞状细胞癌抗原（SCCA），以辅助判断病变的性质和可能的癌症风险。

如果这些检查未发现明显的浸润性癌变，通常会建议进行宫颈锥切术。此手术旨在彻底切除异常病变组织，同时尽可能保留宫颈的功能。宫颈锥切术后，医生会根据病理结果进一步制订后续方案。如果病理结果显示没有浸润性癌症，患者将进入定期随访阶段，继续监测病情的稳定和变化。但如果病理发现了癌症浸润或存在其他高风险因素，医生会根据具体情况考虑扩大手术范围，或者采用辅助治疗措施，如放疗或化疗等，以确保治疗的彻底性和安全性。

医生之所以采取这样的处理流程，是为了在保障治疗效果的同时，最大程度地保护患者的宫颈功能和生活质量，避免过度治疗带来的负面影响。

总之，医生之所以这样安排治疗流程，是希望在“治得彻底”和“保得周全”之间找到最合适的平衡。通过规范化、分阶段的诊治，不仅能让治疗更加安全、有效，也能尽量减少对宫颈功能的影响，帮助患者更好地恢复健康，守护今后的生活质量。

25 CIN3 距离发展成宫颈癌的风险有多高？进展时间一般多长？

CIN3 被认为是宫颈癌的“前驱病变”，处于鳞状上皮内癌变过程中的严重阶段。虽然其细胞已出现明显异常，但尚未突破基底膜，因此不属于侵袭性肿瘤。CIN3 与宫颈癌在病理学上呈连续关系，但其向侵袭性肿瘤的转变存在较大的不确定性。

关于进展风险和时间，目前的数据相对有限。部分未治疗的 CIN3 病例可能在数年甚至十几年的时间内逐渐发展为宫颈癌，但这主要来自少数观察性研究。由于临床上一旦诊断为 CIN3 便会及时采取治疗措施，且伦理原则不允许故意不干预观察病变自然进展，使得无法获得大规模、长期的自然病程数据。

及时治疗对于预防 CIN3 进展至宫颈癌至关重要。常用的治疗方法包括宫颈锥切术（LEEP 和 CKC），这些手段能有效切除病变组织，显著降低病变恶化的风险。同时，无论治疗效果如何，定期随访都是必须的，通过 TCT 联合高危型 HPV 检测等方式及时发现潜在异常，保障健康。

需要强调的是，CIN3 的进展速度和风险因人而异，受多种因素影响，包括高危型 HPV 类型、个体免疫状况等，因此没有统一的时间标准可以准确预测。总体来说，经过及时治疗，绝大多数 CIN3 患者能够避免病变发展为侵袭性肿瘤。

因此，关注早期诊断、及时治疗和规范随访是防止 CIN3 恶化的关键。与此同时，保持良好的生活习惯和积极的心理状态，对提高治疗效果和生活质量同样重要。

26 接受宫颈手术前，应做好哪些全面且详细的准备工作？

（1）明确诊断与手术方案：通过检查确诊宫颈癌前病变（HSIL/CIN2、HSIL/CIN3、AIS），并根据病变类型、病变部位和患者整体情况，制订个性化的手术治疗方案。常见的手术方案包括宫颈环形电切术（LEEP）和宫颈病损烧灼术。LEEP 或子宫颈病损烧灼术一般属于二级手术，手术操作相对简单，风险较低，适用于早期宫颈癌前病变。二级手术通常不涉及重要脏器的深层操作，对生命体征影响较小，术后并发症发生的风险也较低。此类手术可以在门诊进行，患者需根据医生的建议选择合适的手术日期与方案。

（2）必要的检查

1）血液常规检查：检测贫血、感染、出血倾向等问题，确保患者的血液状况适合手术和麻醉。

2）尿液分析：排查尿路感染或肾功能异常，确保身体各项功能正常。

3）肝功能和肾功能检查：麻醉药物需要通过肝脏和肾脏代谢或排泄，肝肾功能不良可能导致麻醉药物聚积，引发不良反应。

4）血糖检查：对于糖尿病患者，需确保血糖水平在手术前稳定，以免影响麻醉效果。

5）凝血功能检查：确保没有凝血障碍，减少术中出血风险。

6）心电图（ECG）：评估心脏健康，排查是否存在心律不齐、心脏病等问题，为麻醉时的心脏管理做好准备。

7）胸部X线检查：排除肺部异常，确保肺部健康，避免麻醉过程中出现呼吸问题。

8）肺功能测试（特别针对有呼吸系统问题的患者）：评估肺功能，确保手术过程中的通气顺畅。

（3）手术前准备

1）手术日期确定：手术时间一般安排在月经干净后的7天内，以确保手术过程及术后恢复不受月经的影响。同时，建议术前一周避免性生活，减少怀孕的风险。

2）术前指导：医生会根据患者的具体情况提供详细的术前准备指导，通常包括：手术当天如何清洁手术区域；手术前禁食时间，通常要求患者手术当天凌晨开始禁食，避免胃内残留物。不要涂抹口红、不要做美甲，若有美甲，需卸除指甲油，特别是手指的食指部分

（4）情绪与心理准备：提前与患者沟通，了解其对手术的认知和心理状态，帮助缓解患者的焦虑情绪，增强其对手术的信心。心理准备能够有效减少手术前的紧张感，提高患者配合度，促进术后的恢复。

通过以上详细的准备，患者能够在安全、有效的环境下完成宫颈手术，确保术中和术后顺利恢复。

27 宫颈手术当天，有哪些关键事项及禁忌需要患者注意?

手术当天所需物品：①血液检查结果：血常规、生化检测、凝血功能、感染筛查、血型；②尿常规；③心电图结果；④胸部 X 线片；⑤宫颈癌前病变病理学诊断结果；⑥超声测量宫颈管长度及占位血流结果。

术前准备：①手术前夜：晚上 10 点后禁止进食任何食物，但可饮用清水。②手术当天：早上 6 点之后禁止饮水，保持空腹状态。如果需要服用口服降压药、甲状腺素或糖皮质激素药物，请在早晨用一小口水正常服用。③陪同要求：麻醉手术当天必须有家属陪同。④就诊时间：请根据预约或候诊时间前往医院。

手术及术后安排：①手术时间：手术大多数情况下持续约 10 多分钟。②术后恢复：手术结束后，患者需要在观察室静躺 30 分钟，待麻醉恢复，确保完全清醒、无明显头晕等症状，生命体征稳定并能独立行走后，方可在医生或护士安排下离开医院。期间需有家属陪同。③术后饮食：术后 2 小时后可开始进食和饮水。如出现身体不适，应及时就医。注意手术当天不建议从事驾驶、操作精细机械、算账、签署文件等需要高度集中注意力的工作。

28 为何有些患者会选择消融治疗宫颈癌前病变？医生在什么情况下不建议采用消融治疗？

消融治疗是一种通过物理方式（如激光或冷冻）来破坏宫颈异常细胞的治疗方法。一些患者选择消融治疗，主要是看中其以下优势：①创伤小，恢复快；②操作简单，治疗过程通常更短；③对生育功能影响较小，适合有生育需求的患者。

然而，并非所有患者都适合消融治疗。在以下情况下，医生通常不建议采用消融治疗：①病变深度不明确或较深：如果病变的深度超过消融治疗能够有效处理的范围（一般超过 5mm），消融治疗可能无法彻底清除病变，增加复发的风险；②病变边界不清晰：尤其是病变延伸至宫颈管内或边界不明确时，消融治疗难以完全去除病变组织，容易出现治疗不彻底的情况；③病变范围较广或情况复杂：如病变覆盖宫颈表面超过 75%，或疑似早期癌变而组织检查尚未明确时，消融治疗无法提供必要的病理诊断信息，可能导致病变残留或进展。

因此，医生会综合评估病情，根据病变的具体特点决定是否适合消融治疗，以确保治疗的有效性与安全性。

29 哪些患者适合做 LEEP 手术，哪些适合做 CKC 手术？

治疗宫颈癌前病变（HSIL/CIN2、HSIL/CIN3、AIS）时，医生会根据每位女性的具体情况，选择最合适的手术方式。常见的两种手术方法 LEEP 和 CKC。LEEP 是一种利用细小电环切除宫颈病变组织的微创手术。该手术通过电圈切除病变部位，操作相对简便，创伤小，恢复快，但因电圈大小限制，切除的深度和范围相对有限。CKC 则采用手术刀切除宫颈锥形组织，切除范围更深更广，获得的组织标本更完整，有利于病理科进行详细分析。虽然两者均旨在彻底切除病变、预防癌变，但适用人群和手术方式存在差异。

医生会综合考虑以下因素来选择手术方式：病变的位置、大小及严重程度；患者的生育需求；患者的整体身体状况及其他个体化因素。

适合 LEEP 的患者：病变范围较小且位置明确，主要局限于宫颈表面；期望术后恢复快，对宫颈影响较小；有生育意愿的年轻女性。

适合 CKC 的患者：病变范围较大、位置较深且边界不清晰；怀疑存在早期癌变，需要更多组织进行确诊；曾接受过治疗但病变复发，需更彻底切除。

30 什么情况下患者不适合行宫颈锥切术，而必须行全子宫切除术？

CIN3 是一种需要高度重视的妇科问题，因为它属于宫颈癌前病变，若不及时治疗，可能发展为宫颈癌。治疗 CIN3 的常见方法是宫颈锥切术，通过局部切除病变组织来阻止病情恶化。然而，在以下三种情况下，全子宫切除可能是更合适的治疗选择。

（1）宫颈锥切术无法完全切除病变：当患者经过多次宫颈锥切术后，宫颈组织已不足以支持进一步手术，或病变范围较广，无法通过局部切除彻底清除病灶时，医生可能会考虑全子宫切除术。该手术可确保病变组织被完全清除，从而降低复发风险，并避免因宫颈组织不足导致的治疗局限性。

（2）绝经后的女性：绝经后，宫颈组织通常发生萎缩，使得宫颈锥切术的可行性降低，且可能增加术中并发症风险。在此情况下，全子宫切除术可作为更安全有效的替代方案，不仅能彻底去除病变组织，还能避免在萎缩的宫颈组织上进行复杂手术可能带来的风险。

（3）特殊情况的患者：对于合并其他严重疾病或身体状况无法承受多次手术的患者，全子宫切除术可能是更合适的选择。此方法可一次性解决病变问题，减少手术带来的身体负担和术后恢复压力，提高治疗的安全性和效果。

需要注意的是，全子宫切除术可影响女性的生育能力和生理结构。因此，医生在决定是否进行此手术时，会综合考虑患者的年龄、生育需求、病变范围及身体状况等因素。同时，患者在做出决定之前，应该充分了解手术的风险和后果，并在医生的指导下做出明智的选择。

无论选择宫颈锥切手术还是全子宫切除，CIN3 患者都应定期随访和监测，以确保治疗效果并预防复发。及时的医学检查和异常处理是确保患者健康和生命安全的关键。

31 宫颈锥切术后，患者需注意哪些术后保健及复查事项？

宫颈锥切术作为一项重要的妇科手术，对于患者的康复和后续治疗至关重要。为确保手术效果，促进身体早日恢复，患者在术后需要特别注意以下事项。

（1）纱布管理：术后 24 小时内，需留置纱布以防止出血和感染。放置 24 小时后取出纱布，延迟取出可能会引起异味并影响伤口恢复。请严格遵守取出时间，确保伤口得到良好的护理。

（2）伤口用药：从术后第一天开始，每天晚上都需按照医生的指示使用药物进行伤口护理。正确的用药可以有效防止感染和炎症，确保伤口顺利愈合。请务必按照医生的指导进行药物使用。

（3）术后出血与活动限制：术后 7 ~ 10 天是伤口开始脱痂和阴道出血的时期。尽管初期可能没有明显出血，但也不能掉以轻心。过度活动或护理不当可能导致大量出血，因此建议在术后一周内避免剧烈运动和过度劳累。

（4）关注出血量：如果术后 7 ~ 10 天出血量超过正常月经量的最大值，需立即就近就医进行压迫止血处理。可以参考自己平时月经量最多的那一天作为标准来判断。如果出血量在正常范围内，则为术后正常现象，不必过于担心。

（5）病理结果与后续治疗：术后请关注病理结果，并与手术医生沟通，确定下一步治疗方案或随访时间。病理结果是制订后续治疗计划的重要依据，务必重视并根据医生建议进行后续管理。

遵循以上注意事项，严格按照医生指导进行护理和复查，能够确保手术效果，促进身体恢复。特别是出现大量出血时，应及时就医，避免延误治疗。

32 作为患者，如何判断宫颈锥切术是否做得好？可以通过哪些方面了解医生的技术水平？

宫颈锥切术是一种常见的治疗宫颈癌前病变（HSIL/CIN2、

HSIL/CIN3、AIS）的手术方式，既是治疗手段，也是进一步明确诊断的重要途径。很多女性在接受这类手术后，常关心“医生手术做得怎么样？病变切干净了吗？术后恢复顺利吗？”

从患者角度出发，以下几个方面可以帮助判断这台手术是否达到良好的效果，也间接反映了医生的技术水平。

（1）病变是否切净（切缘是否为阴性）：手术切除的组织边缘如果没有残留病变，称为切缘阴性，说明病灶已经完整切除，是判断手术是否彻底的最重要指标。如果边缘发现病变（即切缘阳性），可能需要再次处理或更密切随访。

（2）术后病理诊断（CIN2/CIN3/AIS）：术后病理是最终确诊的金标准，评估是否存在更严重的病变（如微小浸润癌）或是否病变被完全切除。如果术后切缘仍有 CIN2/CIN3/AIS，提示需要进一步处理。如果发现意外的早期癌变，说明手术在诊断上也起到了关键作用，后续可能需要进一步治疗。

（3）术后 6 个月检查恢复如何（TCT 联合高危型 HPV 检测是否正常）：术后半年复查是一个关键节点。如果当时的 TCT 联合高危型 HPV 检测双项阴性，说明手术效果良好，复发风险低。这是患者最值得期待的好结果。

（4）术后恢复是否顺利（1 个月内愈合情况）：理想情况下，术后 1 个月宫颈创面应基本愈合，无持续出血、感染或异常分泌物。如果恢复不顺利，可能和操作方式、护理情况有关，也值得关注。

（5）术前病变程度（CIN2/CIN3/AIS）：术前的 HSIL/CIN2、HSIL/CIN3、AIS 的分级决定了手术的必要性和手术范围。通常 CIN2 及以上病变是手术适应证。

总的来说，以下两个指标最能反映手术的质量与后续健康：

①病变切缘性质；②术后半年 TCT 联合高危型 HPV 检测是否均为阴性。这两项是判断手术是否成功、是否能安心恢复的核心标准。术后复查时应积极配合医生检查，如有疑问及时沟通，医生会结合所有结果制订最佳的后续管理方案。

33 如果宫颈锥切术后，医生告知切缘仍有HSIL残留，该怎么办?

宫颈锥切术后的病理检查若为切缘阳性，意味着可能有部分病变组织未完全切除。此时，医生会根据具体情况给出个性化的建议，确保患者的健康并尽可能保留宫颈功能。

根据病变残留的位置，医生会提出不同的处理建议：①外切缘阳性：病变在宫颈外侧边缘未完全切除。通常建议在术后 3 ~ 6 个月进行 TCT 联合高危型 HPV 检测，观察病变是否持续或进展；②内切缘阳性：病变可能位于宫颈管内，医生会建议增加随访频率，必要时可能进行进一步治疗；③基底切缘阳性：病变可能较深，涉及腺体组织，同样需要更加严格的随访和评估。

根据患者的年龄和生育计划，医生还会做出不同的处理建议：①如果患者有生育需求：医生通常会采用保守的随访策略，密切监测病变进展，尽可能保留患者的宫颈功能；②如果患者年龄较大或无生育计划：医生可能建议进行再次宫颈锥切术，甚至考虑更彻底的治疗，如子宫切除，以降低病变持续或癌变的风险。

总之，切缘阳性并不意味着一定存在严重问题，但确实需要认真对待。请配合医生进行后续的定期检查，共同选择适合的治疗方案。

34 宫颈锥切术后若切缘发现 AIS 病变，患者有哪些治疗方案？

宫颈锥切术后，如果病理结果提示切缘存在 AIS，说明部分异常腺体细胞可能尚未被完全切除。AIS 是一种具有较高进展风险的宫颈癌前病变，若处理不当，可能发展为宫颈腺癌，因此需要进一步积极治疗。

治疗方案会根据患者的年龄、生育意愿、身体状况和心理接受程度进行个体化制订。

如果患者有生育需求，医生通常会采取相对保守的策略，在确保安全的前提下，尽量保留生育功能。一般建议进行第二次宫颈锥切术，以进一步明确病变范围，并尝试彻底切除残留病灶。术后仍需密切随访，包括 TCT 和高危型 HPV 检测，必要时进行 ECC。

如果患者已年长或无生育打算，医生可能建议选择全子宫切除术，以彻底消除可能残留的病变，降低未来癌变风险。这种方式适用于不再考虑生育，或担心病变复发的女性。

不论选择哪种治疗方案，术后都需持续随访。即使病变已完全切除，AIS 患者仍有一定复发可能，建议在术后定期接受 TCT、高危型 HPV 和阴道镜检查等随访措施。

此外，医生在提出治疗建议时，也会充分考虑患者的心理感受。有些女性可能对反复手术或随访感到焦虑，因此医生会与患者充分沟通，帮助做出符合自身健康需求和生活规划的知情选择。

总之，AIS 切缘阳性提示病变风险较高，患者通常需要进一步治疗。通过科学合理的个体化管理，大多数患者可以获得良好的预后和生活质量。

35 若确定需要进行宫颈癌前病变的二次手术，如何选择最佳手术时机？

确定手术时间时，最好选择月经干净后 7 天内进行手术，而不建议在确诊后 48 小时至 2 周内安排手术。因为此阶段是宫颈炎症反应的高峰期，不利于手术效果和恢复，具体表现包括：①术中出血增多：血管扩张导致手术视野不清，止血难度加大；②术后愈合缓慢：炎症影响创面修复，增加感染风险；③患者心理波动较大：部分患者情绪不稳定，可能影响术后配合和恢复。

常见的手术时间安排建议如下。

（1）确诊后 48 小时内手术（紧急处理情况）：宫颈组织炎症尚轻，有利于手术操作和术后恢复；缓解患者焦虑，适合情绪紧张、希望尽快治疗的患者；避免高度疑似进展风险高的病变（如 HSIL 或早期癌变）拖延，降低风险。

（2）建议在确诊后 2 周及以后手术：炎症基本消退，组织状态更稳定，降低手术风险；有利于术后恢复，血供和修复功能恢复正常，感染风险降低；观察病情变化，部分高危型 HPV 感染相关病变可能自行缓解，避免不必要的过早干预。

最佳手术时间通常为确诊后 2 周以上，且选择月经干净后的 7 天内进行。如此安排既能最大限度地降低术中并发症，促进术后恢复，也兼顾了患者的身心状态及生殖健康。

36 宫颈锥切术后发现宫颈癌浸润（ⅠA1期）2mm，若保留子宫，应该怎样安排复查？

ⅠA1期是宫颈癌的早期阶段，指肿瘤浸润深度不超过3mm，横向扩展不超过7mm，病灶通常局限于宫颈浅表层。这个阶段的预后较好，患者往往没有明显症状。

在保留子宫的前提下，需要满足一定条件，主要是宫颈锥切术后病理切缘阴性且安全距离一般≥1mm，未发现淋巴脉管间隙浸润，同时影像学检查（如盆腔MRI或CT）未提示淋巴结转移或远处转移。只有在充分评估风险并告知患者的情况下，结合患者的生育意愿，才能制订个体化的保守治疗方案。

为了确保治疗安全并尽早发现可能的复发，复查的时间安排较为严格。术后1～2年内，建议每3个月进行一次复查；术后3～5年，每6个月复查一次；5年以后可延长为每年一次。复查内容主要包括液基薄层细胞学检查、高危型HPV检测、盆腔影像学检查和肿瘤标志物检测。此外，建议每年进行盆腔增强MRI检查，以便全面监测局部及远处的复发风险。

值得注意的是，面对治疗和随访的过程，很多患者会感到焦虑或担忧。此时，心理支持和健康教育非常重要，有助于患者更好地理解病情，增强治疗的依从性，从而提高整体治疗效果和生活质量。

37 如果患者进行了宫颈锥切术，医生告知病理检查发现宫颈癌已经向下浸润了 4mm（医生称为 Ⅰ A2 期宫颈癌），接下来将如何治疗？

宫颈癌Ⅰ A2 期属于非常早期的癌症阶段，此时癌细胞仅局限在宫颈内部，未扩散到其他部位，治愈率非常高。医生接下来会详细评估患者的情况，以确定合适的治疗方法。

首先，医生会检查宫颈锥切术切除部位的边缘是否还有残留癌细胞，同时检查癌细胞是否侵犯周围的淋巴管或血管，即发生淋巴脉管间隙浸润（LVSI）。

其次，医生根据患者是否有生育需求来决定后续手术方案。如果患者不再有生育需求，医生通常会建议进行更彻底的手术，如广泛性子宫切除术（即根治性子宫切除术），同时清除周围的盆腔淋巴结。这是为了彻底清除可能存在的癌细胞，降低将来癌症复发的风险。如果患者希望保留生育能力，医生会更仔细地检查宫颈锥切术后的情况，在确保病灶边缘干净且未侵犯淋巴管或血管的前提下，通常会推荐进行保留生育功能的手术，如根治性宫颈切除术（也称宫颈广泛性切除术），并同时进行盆腔淋巴结清扫（可选择腹腔镜或开腹方式）。

手术后的随访非常重要。医生会定期安排检查，包括 TCT 联合高危型 HPV 检测和影像学检查，密切监测患者的康复情况，以便及时发现并处理任何异常。

38 术前诊断 CIN3，术后仅见慢性宫颈炎，是否说明手术无效?

关于这个问题，可以从以下几个角度来看待。

（1）病理结果不同的原因：活检只是取部分组织，可能存在取样偏倚，即活检部位恰好是 CIN3，而其他区域的病变可能较轻或已经清除。因此，LEEP 术后未见 CIN3 并不一定意味着之前的诊断有误，而可能是病变分布不均导致的。

（2）LEEP 手术的价值：即使术后未见 CIN3，LEEP 的作用仍然存在：①避免漏诊：活检可能无法完全评估病变范围，LEEP 可以提供更全面的病理评估，排除更高级别病变的可能；②清除潜在病变：如果病变真的存在，LEEP 有助于一次性清除，减少进展风险；③降低复发可能：即便最终病理未见 CIN3，LEEP 仍然降低了后续可能的病变发展风险。

（3）是否过度治疗：目前的临床决策标准是基于活检结果来决定手术。活检提示 CIN3，LEEP 是标准处理方式，因此术前评估并非完全错误，但也可能存在一定的过度治疗风险。如果希望减少不必要的手术，可以在未来探索更精准的评估方法，比如：①高质量的阴道镜检查，进一步确认病变范围；②结合生物标志物辅助判断是否需要手术。

（4）未来的管理：既然 LEEP 病理未见 CIN3，未来可以定期随访，关注宫颈恢复情况，而无需过度焦虑。通常建议 6 ~ 12 个月后复查高危型 HPV 检测和 TCT，确保无持续感染或 TCT 异常。如果一切正常，按照常规宫颈管理随访即可。

39 宫颈癌前病变治疗后，是否意味着可一劳永逸、无需再进行筛查？

许多患者在接受宫颈癌前病变（HSIL/CIN2、HSIL/CIN3、AIS）或宫颈癌治疗后，希望彻底解决问题，恢复正常生活。然而，治疗后并不能保证“一劳永逸”，仍需定期随访和筛查，确保健康稳定。

这是因为现有治疗只能去除已发现的病变，无法完全消除再次感染高危型 HPV 或病变复发的风险。术后定期进行 TCT 联合高危型 HPV 检测及必要时的阴道镜检查尤为重要。

（1）高危型 HPV 感染的隐匿性和治疗局限性：治疗可以切除病变组织，但无法阻止高危型 HPV 的再次感染。高危型 HPV 极为常见，绝大多数性活跃女性一生至少感染一次。高危型 HPV，尤其是 HPV16 和 18 型，与宫颈癌及其前期病变密切相关。即使治疗成功，女性仍可能因接触新病毒或免疫系统未能完全清除病毒而再次感染，导致病变复发或新发。

（2）定期筛查的益处：HPV 感染初期通常无症状，宫颈癌前病变进展缓慢。通过定期筛查，能够及时发现新的病变并进行干预，显著降低宫颈癌的发病率和死亡率。

（3）随访中的健康管理与心理支持：随访不仅包括医学检查，还涵盖生活方式和健康习惯的指导。保持良好免疫功能、避免吸烟、规范性生活，有助降低感染风险和病变复发。医生会提供个性化建议，强化预防效果。此外，定期随访对患者心理支持也十分重要，能缓解焦虑和担忧，帮助建立信心，促进身心全面康复。

综上所述，虽然治疗能有效清除当前病变，但无法完全杜绝高危型 HPV 再次感染或病变复发风险。术后定期随访是保障女性长期健康的重要措施。通过持续的 TCT、高危型 HPV 检测及必要时阴道镜检查，能够及早发现异常，及时干预，防止病变进展为侵袭性宫颈癌。这样的综合管理不仅提升治疗成功率，也维护了女性的生殖健康和生活质量，是预防和控制宫颈癌不可或缺的一环。

40 宫颈癌前病变的治疗方式，怎么选才科学？

当检查结果提示存在宫颈癌前病变（HSIL/CIN2、CIN3 或原位腺癌）时，说明宫颈细胞已经出现明显异常，但尚未发展为宫颈癌。这是一个非常关键的阶段，只要及时、科学地治疗，大多数患者都能完全治愈。

医生会根据患者的具体情况，推荐最合适的治疗方式。常见方法包括以下几种。

（1）宫颈锥切术或消融治疗：通过切除宫颈局部病变组织，既能明确诊断，也能达到治疗目的。这是目前最常用、疗效确切的标准治疗方式。

（2）光动力疗法（PDT）：是一种新兴、创伤较小的治疗方法。通过光敏剂与特定波长的光相互作用，精准清除病变细胞，同时最大程度地保护正常组织。对于希望保留宫颈功能、未来有生育计划的女性，这种方式尤为合适。

（3）药物或免疫辅助治疗：通过调节免疫功能，帮助机体清除病毒、修复受损组织。这类治疗常与其他方法联合使用，以巩固疗效、降低复发风险。

要做到科学、理性地选择治疗方案，可以参考以下几点：①听取医生的专业评估：不同的病变类型与程度，需要的治疗方式不同；②结合自身情况考虑：是否有生育计划、身体恢复能力等，都应一并权衡；③不盲目追求“新技术”：优先选择经过验证、安全可靠的方案；④坚持复查与随访：治疗后定期复查，既能确认病变是否彻底治愈，也能及时发现复发风险。

总之，科学、理性地选择治疗方式，是守护宫颈健康的第一步。在医生的专业指导下，既能“治得彻底”，也能“保得周全”。

二

宫颈癌前病变的预防

41 如何有效降低感染高危型 HPV 的风险?

避免感染高危型 HPV 病毒的核心就是避免接触到病毒，需要从日常生活中落实预防措施。

（1）保持良好的个人卫生：比如，在性生活前清洗外生殖器，有助于减少病毒传播的风险。高危型 HPV 主要通过直接接触传播，清洁卫生是一个简单有效的预防措施。例如，如果你每天洗澡，保持生殖器周围的清洁，就能有效降低接触病毒的机会。但也要避免过度清洁。

（2）避免生活中过度防护：有些人可能为了避免接触到高危型 HPV 病毒，选择不进行性生活，或者避免与家人共用马桶等，这样反而增加了生活中的负担。实际上，保持适度的卫生习惯，确保定期筛查，才是最有效的预防方式。

（3）科学认识与理性对待：预防高危型 HPV 的重点并不是过度防护，而是通过科学的方式去减少风险。比如，定期进行宫颈癌筛查，早期发现潜在问题，及时治疗。在日常生活中，正确的做法是保持良好的卫生习惯，而不是过度消毒或担忧每个细节。就像你去医院做体检一样，定期检查，发现问题才能及时处理。

通过科学和理性的预防措施，既能有效降低感染风险，又能避免生活中过度的负担。保持日常卫生习惯，定期筛查，及时治疗，这样的生活方式不仅能保护自己，也能让生活更加轻松自在。

42 家人同住是否会引起高危型 HPV 在家庭内传播？应如何预防？

高危型 HPV 病毒主要寄生于机体细胞内，离开机体后其感染力会在数小时内显著下降，尤其在干燥、无液体环境中更易失去活性。临床研究表明，高危型 HPV 主要通过直接接触传播，空气或物体表面的传播风险较低。因此，保持皮肤和黏膜完整，及时清理脱落的含有高危型 HPV 的细胞，有助于降低感染风险。

预防措施包括：①使用含乙醇（60% ~ 70%）或含氯消毒剂清洁家庭常用物品表面，如桌面、门把手、浴室台面等，有效杀灭病毒和清除脱落细胞；②定期擦拭手机、电脑、遥控器等高频接触物，减少细胞和体液残留；③对沙发、床单、枕套等软质表面使用消毒剂，减少病原体存活；④衣物及床上用品建议每周高温（≥ 60℃）水洗，配合含消毒成分的洗衣液彻底清洁；⑤保持室内良好通风，减少空气中细胞和病毒残留，尤其在空气不流通时更需注意。

通过以上措施，保持家庭成员个人卫生能有效减少机体脱落细胞和病毒的残留，降低家庭内高危型 HPV 传播风险，保障家人健康。

43 高危型 HPV 接触皮肤或黏膜后一定会感染吗？感染与否取决于哪些因素？

高危型 HPV 病毒接触皮肤或黏膜后，并不一定必然导致感染，其关键取决于接触部位的黏膜或皮肤是否完好。如果宫颈黏膜（或其他皮肤、黏膜部位）没有裂口或损伤，黏膜或皮肤完好时，病毒难以穿透进入体内，因此，即使接触到病毒，感染风险也会大大降低。黏膜或皮肤存在裂口、损伤或其他破损时，病毒就可能通过这些破损部位进入体内，从而引发感染。

防控策略：为了减少感染风险，关键在于保持皮肤和黏膜的完整性，避免不必要的损伤，并采取适当的预防措施。

44 宫颈黏膜裂口的常见原因是什么，如何有效预防?

（1）过早性生活：青春期女性的宫颈尚未完全发育，宫颈黏膜较为稚嫩且易受损。过早的性生活可能导致黏膜损伤，进而增加高危型 HPV 感染的风险。

（2）阴道炎及其他阴道健康问题：细菌性阴道炎、真菌感染等炎症可引起阴道和宫颈黏膜破损，为高危型 HPV 病毒提供入侵通道。及时诊断和治疗这些炎症对于保护宫颈健康至关重要。

（3）性生活频繁：频繁的性生活可能引发宫颈及阴道内壁的微小擦伤或裂口，为病毒入侵提供机会。建议性生活时注意适度，避免过度摩擦或强烈插入，尤其是在缺乏足够润滑的情况下。

（4）产伤：分娩过程中，宫颈可能受到机械性损伤，导致黏膜出现裂口或撕裂。产后恢复期间应特别注意防止感染，并促进宫颈健康修复。

（5）不良的生殖健康习惯：频繁阴道冲洗或使用刺激性较强的清洁剂可能破坏阴道和宫颈的天然保护屏障，从而导致黏膜受损。建议采用温和的清洁方法，避免使用过于刺激的产品。

（6）绝经期后的生理变化：绝经后由于雌激素水平下降，宫颈黏膜可能变得更加脆弱和缺乏弹性，更容易出现裂口，进而增加高危型 HPV 感染风险。此阶段保持阴道湿润和健康尤为重要。

总之，预防高危型 HPV 病毒感染不仅需要采取接种 HPV 疫苗等措施，更应重视保持宫颈黏膜的完整性。关注自身生殖健康，采取合理的保护措施以及健康的生活习惯，均有助于降低高危型 HPV 感染风险，保护宫颈健康。

45 高危型 HPV 进入宫颈基底细胞后一定会导致病变吗？

不一定。如果高危型 HPV 病毒成功进入体内，可能会出现以下两种情况。

（1）免疫系统正常时：在免疫系统健康、功能正常的情况下，免疫系统能够有效识别并清除体内的病毒。大多数人的免疫系统能够清除感染的高危型 HPV 病毒，因此在感染后并不一定会导致病变或疾病的发生。

接种 HPV 疫苗能有效预防多种高危型 HPV 的感染，减少病毒进入人体的机会，进而降低感染后发生宫颈癌等相关疾病的风险。HPV 疫苗不仅能预防感染，还能帮助提升免疫系统对病毒的防御能力。

（2）免疫功能低下时：如果免疫系统处于低下状态（如免疫抑制、营养不良或疾病等），或者没有接种 HPV 疫苗，体内的病毒可能无法被有效清除。此时，高危型 HPV 可能长期存在并逐渐引起病变，尤其是宫颈细胞的异常变化，甚至可能发展为宫颈癌前病变或癌症。

定期随访和筛查：无论是否接种 HPV 疫苗，定期的宫颈癌筛查和及时的医学随访非常重要。定期检查可以帮助及早发现潜在的病变，及时干预，防止疾病的进一步发展。通过早期发现和治疗，完全可以控制病情，不会对生活造成太大影响。

虽然病毒进入体内后不一定会导致疾病，但免疫系统健康、HPV 疫苗接种以及定期的医学检查是降低风险、及时发现问题和治疗的关键。保持良好的健康管理和定期随访，是保持生活质量的重要保障。

46 为什么大部分人感染高危型 HPV 后能通过自身免疫力清除病毒？

免疫系统就像身体的“卫士”，能够识别并清除体内的病毒、细菌等有害物质。高危型 HPV 是一种常见的病毒，通常通过性接触传播。大多数人感染了高危型 HPV 后并不会出现明显症状，因为免疫系统会有效地识别并清除病毒。通常，免疫系统能够在几个月到一年内清除病毒，从而避免病变的发生。

高危型 HPV 进入体内后，会在皮肤或黏膜的细胞里繁殖。当高危型 HPV 进入体内后，病毒会在皮肤或黏膜的上皮细胞中复制增殖。身体的免疫系统能够迅速识别这些被感染的细胞，并启动防御反应，通过体液免疫产生特异性抗体，阻止病毒进一步感染新的细胞；同时通过细胞免疫清除已被感染的细胞，防止病毒在体内持续存在。在大多数情况下，这一免疫反应高效而及时，能够在早期控制感染，使大部分感染者不会出现明显症状或严重并发症。

研究表明，超过 90% 的高危型 HPV 感染者的免疫系统能够清除病毒，避免病毒长期存在，也就不容易发展成宫颈癌或其他类型的癌症。只有在少数情况下，免疫系统未能清除病毒，病毒可能会长期存在，并引发细胞异常，进而导致子宫颈癌前病变或癌症。

当然，并非每个人的免疫系统都能以相同的效率清除高危型HPV。一些免疫系统较弱的人（如正在接受免疫抑制治疗的患者或艾滋病患者）可能无法有效清除病毒，这增加了病变发展的风险。因此，保持良好的免疫健康非常重要，能帮助更好地应对病毒。

总的来说，绝大多数高危型 HPV 感染都能被免疫系统清除，通常是暂时性的。定期检查、保持健康的免疫系统对于预防病毒长期存在和病变至关重要。尤其对于高风险的 HPV 感染者，通过 HPV 疫苗接种等措施，可以有效降低病毒感染和癌变的风险。

47 免疫功能低下的原因有哪些？如何通过改善生活方式提高免疫功能，从而增强清除高危型 HPV 的能力？

免疫系统是身体的防线，抵御细菌、病毒等有害物质。免疫功能低下时，防御能力减弱，容易感染。虽然部分免疫低下为先天性，但通过改善生活习惯，可以提升免疫力，帮助清除高危型HPV。

免疫功能低下的常见原因包括：①不良饮食导致营养不足，免疫细胞功能受损；②缺乏运动使免疫力下降；③睡眠不足影响免疫恢复；④长期精神压力抑制免疫功能；⑤吸烟和过量饮酒削弱免疫系统；⑥环境污染影响身体防御能力。

提高免疫功能的方法：①均衡饮食，摄入丰富维生素和矿物质；②规律运动，促进血液循环和免疫活性；③保证 7～9 小时优质睡眠；④采用冥想、瑜伽等减压方法，保持积极心态；⑤戒烟限酒，保护免疫细胞；⑥注意个人卫生，减少感染风险；⑦减少环境污染暴露，保护身体健康。

通过这些健康生活习惯，可以最大程度地增强免疫系统，有效提高清除高危型 HPV 的能力，保护身体免受病毒侵害。

48 长期心理压力是否会导致高危型 HPV 持续感染，是否应提高筛查频率？

长期的心理压力和负面情绪确实会增加高危型 HPV 持续感染的风险。虽然短期情绪波动对健康影响有限，但长期焦虑、抑郁和持续的精神压力会削弱免疫系统，进而影响体内病毒的清除，可能导致高危型 HPV 感染持续存在或加剧病变风险。

长期压力会促使体内持续分泌应激激素（如皮质醇），这种激素在高水平下会抑制免疫细胞功能，降低机体清除病毒的能力。同时焦虑和抑郁不仅影响激素分泌，还会削弱 T 细胞和自然杀伤细胞等关键免疫细胞的效能，使高危型 HPV 病毒更难被清除。长期负面情绪往往伴随不规律的饮食、缺乏运动及睡眠不足等不良生活习惯，这些都会进一步削弱免疫系统，增加持续感染的风险。持续的心理压力可能引起激素水平异常，尤其是雌激素的波动，导致宫颈细胞异常增殖，加剧病变风险。积极管理情绪、减压和维持心理平衡可以增强免疫功能，帮助身体更有效地清除高危型 HPV 病毒，从而降低宫颈癌前病变的发生率。

鉴于高危型 HPV 感染的进展与免疫功能密切相关，对于长期处于高心理压力且免疫功能低下的女性，建议提高宫颈癌筛查频率。通过定期随访（建议每 6 个月一次）及早发现病变并及时干预，可以有效控制病变进程，降低宫颈癌的风险。

49 宫颈高危型 HPV 检测试剂是否适用于身体其他部位的高危型 HPV 检测?

高危型 HPV 检测目前的临床适应证主要是针对宫颈癌筛查，特别是用于识别可能存在的宫颈癌前病变（HSIL/CIN2、HSIL/CIN3、AIS）和早期宫颈癌的风险。高危型 HPV 感染（例如高危型 HPV16、18 型）是导致宫颈癌的主要病因，研究表明，长期持续感染高危型 HPV 可能导致宫颈细胞的病变，进而引发宫颈癌。宫颈是最容易进行筛查的部位之一，且高危型 HPV 感染与宫颈癌之间的关联性明确，因此，高危型 HPV 检测被广泛应用于宫颈癌的筛查中。

然而，阴道、外阴、肛周等部位的高危型 HPV 感染与宫颈的病理机制有所不同，且这些部位的高危型 HPV 感染与癌症发生的关系尚不如宫颈那样清晰。这些部位的宫颈癌前病变和早期癌症的诊断标准不同，且现有的高危型 HPV 检测工具并未针对这些部位进行专门的优化。因此，尽管这些区域也可能受到高危型 HPV 感染，但它们并没有像宫颈那样明确的高危型 HPV 筛查标准，也没有被纳入常规的高危型 HPV 筛查适应证。

与宫颈不同，阴道、外阴和肛周等部位的病变通常会引起明显的临床症状，患者能够较容易地察觉到这些区域的异常。例如，阴道的异常分泌物、外阴或肛周的疼痛、瘙痒、出血、肿块或溃疡等症状都能提醒患者及时就医。这些部位的病变往往有较高的自我感知性，患者可通过症状的出现来发现潜在问题，从而进行及时的临床诊断和治疗。相比之下，宫颈较为隐蔽，患者通常无法通过自我检查察觉病变，因此宫颈癌筛查依赖于定期的体检和高危型 HPV 检测。

这种差异意味着，阴道、外阴和肛周的病变通常不需要常规的高危型 HPV 检测来筛查，因为患者能通过症状自我察觉，进而寻求医生的帮助。而对于宫颈，由于其隐蔽性较强，高危型 HPV 检测成为一种必要的筛查手段。

目前的高危型 HPV 检测方法和阈值是根据宫颈癌筛查的需求和宫颈区域的高危型 HPV 感染特点设计的，具有较高的灵敏度和特异度，能够有效识别宫颈癌前病变的风险。然而，阴道、外阴和肛周的高危型 HPV 感染具有不同的致病机制，且感染的病毒亚型、传播途径以及致癌风险可能与宫颈不同。

例如，高危型 HPV 感染在外阴、肛周等部位的癌变风险较低，这些部位的高危型 HPV 感染往往不是唯一的致病因素，可能伴随着其他因素（如免疫抑制、共感染等）共同作用。因此，当前的高危型 HPV 检测值和方法未经过专门验证，无法准确评估这些区域的病变风险。此外，某些高危型 HPV 亚型可能在阴道、外阴和肛周区域并不具备同样强的致癌能力，从而影响高危型 HPV 检测的效果。

50 除 14 种高危型 HPV 外，其他类型是否无需过度担忧?

14 种高危型 HPV 包括 HPV16 型、18 型、31 型、33 型、35 型、39 型、45 型、51 型、52 型、56 型、58 型、59 型、66 型、68 型，是目前公认与宫颈癌密切相关的病毒类型。HPV53 型、26 型、81

型等属于低危型 HPV 亚型，其癌变风险较低。不必过于担心低危型 HPV 感染的原因如下。

（1）致癌性较低：HPV53 型和 HPV26 型被认为属于低危型 HPV 病毒。与高危型 HPV（如 HPV16 型和 18 型）相比，与宫颈癌的关联性远低。大量的流行病学研究和临床数据表明，HPV53 型和 HPV26 型感染后，发生宫颈癌前病变（HSIL/CIN2、HSIL/CIN3、AIS）和宫颈癌的概率较低。

（2）感染后进展较慢：HPV53 型和 HPV26 型的感染通常不会迅速进展为癌症。大多数感染者的免疫系统能够清除这些病毒，因此感染通常不会导致持续性感染或病变进展。

（3）HPV 疫苗覆盖：目前的 HPV 疫苗（如九价 HPV 疫苗）覆盖了多种高危型病毒，包括 HPV16 型、18 型、31 型、33 型、45 型、52 型和 58 型等。但由于 HPV53 型和 HPV26 型相对较少与癌症发生直接关联，并未被列入 HPV 疫苗的保护范围，因此检测出阳性的概率就大，无需过度担忧。

51 接种 HPV 疫苗是否会导致卵巢早衰或影响生育?

丹麦的一项关于 HPV 疫苗接种与卵巢早衰风险的全国性队列研究分析了 2007—2016 年期间共计 99.6 万名女性的数据，其中 50.6 万名接种了 HPV 疫苗，49 万名未接种，年龄范围为 11 ~ 34 岁。该研究主要探讨 HPV 疫苗与原发性卵巢功能不全（即卵巢早衰）之间的关系。其中接种 HPV 疫苗组中有 54 例出现卵巢早衰，发病率约为 0.044%；未接种组中有 90 例出现卵巢早衰，发病率约为 0.047%。研究者指出，接种组的风险仅为未接种组的 0.96 倍。

从统计学角度来看，这一差异没有统计学意义，表明两组的卵巢早衰发生率基本一致。因此，该研究大数据明确表明，HPV 疫苗与卵巢早衰之间没有关联。

为了进一步确认结果，有研究汇总了四篇相关论文的数据（涵盖二价、四价和九价 HPV 疫苗），共分析了 125 万人的数据。结果显示，与未接种者相比，HPV 疫苗接种并不会增加卵巢早衰风险，再次证明了 HPV 疫苗的安全性。

目前，全球已有 139 个国家为女性提供免费 HPV 疫苗接种，且大多数接种对象为 9 ~ 14 岁的女孩。如果 HPV 疫苗存在严重安全问题，这些国家绝不会大规模推广使用。

综上所述，现有权威数据和系统评价均表明，HPV 疫苗不会导致卵巢早衰。

52 男性接种 HPV 疫苗有哪些好处及不足之处？

目前国内已批准使用四价 HPV 疫苗用于 9 ~ 26 岁的男性，对于有需求的男性来说，接种 HPV 疫苗既有明显的益处，也存在一些需要注意的因素。

男性接种 HPV 疫苗的好处：①预防 HPV 相关疾病：男性接种 HPV 疫苗可以有效预防由 HPV 引起的疾病，如生殖器疣、肛门癌、口咽癌和部分阴茎癌等。特别是对于高风险群体（例如男男性行为者），HPV 疫苗的保护作用更为显著。②降低病毒传播风险：男性往往在无症状的情况下携带 HPV，通过接种 HPV 疫苗可以减少病毒的传播，从而间接保护性伴侣，降低女性宫颈癌的发生风险。③建立长期免疫屏障：在青春期接种 HPV 疫苗可促使身体产生持久的免疫反应，从而在未来有效防控高危型 HPV 感染，增强群体免疫效果。④安全性良好：多项研究显示，HPV 疫苗在男性中的安全性较高，常见副作用主要为注射部位的红肿、疼痛等短暂反应，严重不良反应极为罕见。

不足之处：①费用问题：目前男性接种 HPV 疫苗多为自费项目，HPV 疫苗费用较高，可能会对一些家庭造成经济负担。② HPV 疫苗覆盖范围：国内目前使用的是四价 HPV 疫苗，虽然覆盖了主要高危型 HPV，但与九价 HPV 疫苗相比，保护的病毒类型较少，防护范围可能有限。③接种年龄限制：HPV 疫苗适用于 9 ~ 26 岁的男性，超出这一年龄段的人群可能无法获得理想的免疫效果，因此把握最佳接种时机非常关键。④认知与推广不足：相比女性，社会对男性接种 HPV 疫苗的认知较低，这可能影响 HPV 疫苗的普及率和推广效果，进而降低群体免疫效应。

总之，对于处于接种年龄范围内且有需求的男性，自愿、自费接种 HPV 疫苗是一种有效预防高危型 HPV 相关疾病的措施。接种不仅有助于降低自身高危型 HPV 感染及其相关病变的风险，还能减少病毒传播，从而保护性伴侣的健康。特别是对于高风险群体而言，接种 HPV 疫苗的意义更为重大。在权衡利弊后，建议有条件的男性考虑接种 HPV 疫苗，同时关注 HPV 疫苗接种时机和经济成本。

53 性乱史是否必然感染高危型 HPV？高危型 HPV 是否必然导致宫颈癌？感染后是否需切除子宫？

事实上，高危型 HPV 是全球最常见的性传播病毒，大部分人在有过性接触后都会接触到高危型 HPV，而男性和女性都可能成为传播者。你可以和一个伴侣长期保持忠诚关系，但依然可能感染高危型 HPV。我们要意识到，高危型 HPV 感染与个人品德或道德无关，它是一个普遍的健康问题，应该得到理性和科学的对待。

高危型 HPV 感染是宫颈癌的主要风险因素，但并不是每个感染者都会发展成宫颈癌。事实上，80% 以上的女性在一生中会感染高危型 HPV，但大多数人会通过免疫系统自行清除病毒，不会发展为任何病变，更不会导致宫颈癌。即使在一些患者中，高危型 HPV 持续感染可能导致宫颈细胞异常，但这并不意味着宫颈癌的必然发生。通过定期的 TCT 联合高危型 HPV 检测，能够早期发现异常，及时干预，不必因为感染了高危型 HPV 就感到绝望或恐惧，我们有科学手段可以保护自己。

高危型 HPV 感染并不是立刻需要子宫切除的理由。事实上，绝大多数宫颈癌前病变都是可以通过标准治疗方案例如宫颈锥切和宫颈消融进行干预的，而不需要切除子宫。绝大多数女性在高危型 HPV 感染后通过正规治疗，都能保留生育能力。

高危型 HPV 感染是普遍且可以通过科学手段控制和治疗的问题。通过定期的筛查、科学的治疗以及及时的干预，女性完全可以保持健康，避免病变发展。每一位女性都应该为自己争取知情权，积极学习和了解与自己健康相关的正确知识，做出明智的选择。

54 如何选择适合自己的 HPV 疫苗种类？

目前，常见的 HPV 疫苗主要有三种类型：二价 HPV 疫苗、四价 HPV 疫苗和九价 HPV 疫苗。这些 HPV 疫苗能有效预防高危型 HPV 感染，降低宫颈癌及其他相关疾病的发生风险。不同类型的

HPV 疫苗针对不同的 HPV 病毒类型，具有不同的保护效果。

二价 HPV 疫苗是最早推出的 HPV 疫苗，主要预防高危型 HPV16 型和 18 型。这两种是导致宫颈癌的主要高危型，占宫颈癌病例的大部分。尽管保护范围较窄，二价 HPV 疫苗依然能有效预防宫颈癌和其他由这两种高危型 HPV 引起的癌症（如阴道癌、外阴癌等），显著降低宫颈癌发病率。适用于未感染这两种类型高危型 HPV 的女性。

四价 HPV 疫苗在二价 HPV 疫苗的基础上增加了对 HPV6 型和 HPV11 型的预防。这两种类型的 HPV 与生殖器疣（尖锐湿疣）的发生密切相关，因此，四价 HPV 疫苗不仅能预防宫颈癌，还能有效预防由 HPV6 型和 HPV11 型引起的尖锐湿疣。四价 HPV 疫苗的推出使得 HPV 疫苗的防护范围更加广泛，适合需要预防宫颈癌及生殖器疣的女性。

九价 HPV 疫苗是目前保护范围最广的 HPV 疫苗。它在四价 HPV 疫苗基础上，新增了对高危型 HPV31 型、33 型、45 型、52 型和 58 型的预防。这五种类型的 HPV 也是高危型，能够引起宫颈癌及其他癌症。九价 HPV 疫苗提供最全面的保护，可以防止更多种类的高危型 HPV 感染，大大提高了对宫颈癌及其他高危型 HPV 相关癌症的防护效果，特别适合希望获得最大保护的女性。

55 如何确定 HPV 疫苗接种的最佳年龄和免疫方案？

HPV 疫苗的最佳接种年龄通常为 9 ~ 15 岁。此阶段的女性大多尚未接触过 HPV 病毒，免疫系统反应最强，接种后能激发更高水平的抗体反应，从而获得更持久、广泛的保护。在首次性行为发生前完成接种尤为关键，因为 HPV 主要通过性接触传播，一旦感染病毒，疫苗无法清除体内已存在的 HPV。因此，越早接种，越能在性接触前建立稳固的免疫屏障，有效降低感染高危型 HPV 及其相关疾病（如宫颈癌）的风险。对于 9～15 岁的女性，通常建议接种两剂 HPV 疫苗，间隔约 6 个月即可获得充分保护。

对于 15～45 岁的女性，接种 HPV 疫苗依然有效，只是免疫效果相对 9～15 岁人群略低。随着年龄的增长，部分女性可能已通过性接触感染过某些 HPV 类型，而 HPV 疫苗对已感染的类型无清除作用。但值得强调的是，接种疫苗仍能预防尚未感染的 HPV 类型。

因此，即使超过 15 岁，接种 HPV 疫苗依然具有重要意义。能有效降低未来感染其他高危型 HPV 的风险，从而减少宫颈癌及其他相关疾病的发生风险，是女性健康防护中不可忽视的重要措施。

对于不同年龄段的女性，HPV 疫苗接种年龄通常以身份证年龄为准，接种最后一针的年龄不超过 46 岁。

总的来说，HPV 疫苗的最佳接种年龄是 9～15 岁，但即使在 15 岁以上的女性中，接种 HPV 疫苗仍然是减少宫颈癌和其他 HPV 相关疾病风险的有效手段。因此，建议所有符合接种条件的女性尽早接种 HPV 疫苗，确保长期健康。

56 哪些人群或时期不适合接种 HPV 疫苗？何时需要推迟疫苗接种？

不能接种 HPV 疫苗的人群包括：①对 HPV 疫苗成分过敏者：如果对 HPV 疫苗中的任何成分（如辅料或活性成分）过敏，接种可能会引发严重的过敏反应；②有严重过敏反应史者：例如对任何

HPV 疫苗或药物有过严重过敏反应（如呼吸急促、休克等），这类人群可能会再次发生过敏反应，故不宜接种；③孕妇：虽然目前没有证据表明 HPV 疫苗对胎儿有害，但出于安全考虑，孕期不建议接种 HPV 疫苗。建议在分娩后接种。

需推迟接种的人群包括：①正在经历急性疾病或发热者：当身体处于感染状态或发热时，免疫系统会优先应对当前的健康问题，接种 HPV 疫苗可能导致免疫反应不充分或副作用加重，因此应在恢复健康后接种；②处于月经期时：虽然月经期并不会影响 HPV 疫苗的效果，但部分女性在此期间可能有不适感，如腹痛或疲劳，建议避开此时接种，以免影响接种体验；③处于严重免疫抑制状态的患者：如正在接受免疫抑制治疗（例如癌症化疗、器官移植等），免疫系统功能较弱，HPV 疫苗效果可能大打折扣，也可能增加发生副作用的风险。此类患者应先与医生讨论，再决定是否接种。

接种 HPV 疫苗前，建议与医生充分沟通，确保自己的身体状况适合接种，并根据医生的指导决定最佳时机。

57 HPV 疫苗究竟是治疗已有感染还是预防新感染?

HPV 疫苗的主要功能是预防新的 HPV 感染，而非治疗已有病毒感染。它通过模拟 HPV 的外壳蛋白 L1 制造假病毒颗粒，帮助免疫系统识别并阻止病毒进入细胞，从而防止感染。但对已进入细胞、脱去“外衣”的病毒，HPV 疫苗无法识别和清除，因此不能治疗已有感染或相关病变。

预防性作用与最佳接种时机：HPV 疫苗设计用于预防尚未感染病毒的人群，最佳接种时机是在暴露病毒之前，尤其推荐青少年和年轻女性接种。九价 HPV 疫苗可预防 9 种与宫颈癌相关的高危型 HPV。接种 HPV 疫苗能显著降低未来 HPV 感染和相关癌症的风险。

对已有感染者的作用及防护建议：对于已感染某些 HPV 类型的人，HPV 疫苗无法清除现有病毒或修复已造成的病变，但能预防其他类型的 HPV 感染。因此，已感染者接种 HPV 疫苗仍有助于减少新的感染风险。无论是否接种 HPV 疫苗，定期筛查和早期干预仍是预防高危型 HPV 相关癌症的关键。

58 高危型 HPV 检测持续阳性时，是否可以接种 HPV 疫苗？

可以。HPV 疫苗主要用于预防宫颈癌及宫颈癌前病变，即使在已经感染某些 HPV 类型的情况下，HPV 疫苗依然能有效预防其他类型的 HPV 感染，降低未来患病的风险。接种越早，越能提前获得保护。早接种 HPV 疫苗，能在没有感染其他 HPV 类型之前获得免疫屏障。

即使当前高危型 HPV 检测结果为阳性且尚未转阴，接种 HPV 疫苗仍然有助于防止未来感染其他未接触的 HPV 类型，进一步降低相关癌症的风险。建议与医生讨论个人健康状况，制订最适合的接种计划。

59 若已患宫颈癌前病变，能否接种 HPV 疫苗？

可以。即使已经确诊为宫颈癌前病变（HSIL/CIN2、HSIL/CIN3、AIS），接种 HPV 疫苗仍有益处。虽然 HPV 疫苗无法治疗已有的病变或清除体内现存的病毒，但能预防未感染的其他 HPV 类型，降低未来感染风险，进一步减少宫颈癌及相关疾病的发生可能。

接种 HPV 疫苗对于已经感染部分 HPV 类型的女性，依然是一种有效的补充保护手段。具体是否接种，应结合个人健康状况、病变程度及生育计划，与医生充分沟通后决定。

60 没有性生活的人群是否需要接种 HPV 疫苗?

建议接种。

如果目前没有性生活，但未来可能会有性生活，提前接种 HPV 疫苗可提供最佳保护效果，有效降低未来感染 HPV 病毒及相关疾病的风险。

如果明确终身不会有性生活，感染 HPV 的风险极低，通常不强制建议接种。但需注意，虽然概率极低，HPV 在极少数情况下也可能通过密切皮肤接触或间接接触个人物品（如毛巾、内衣）传播。因此，决定是否接种时，应充分考虑未来生活方式的可能变化，知情后做出适合自己的选择。

61 接种过二价 / 四价 HPV 疫苗后是否还需补打九价 HPV 疫苗?

通常情况下，如果已经接种了二价或四价 HPV 疫苗，无需再接种九价 HPV 疫苗。虽然九价 HPV 疫苗的保护范围更广，但二价和四价 HPV 疫苗已能有效预防宫颈癌及相关疾病，不必再接种九价 HPV 疫苗，并且可能带来额外的风险。目前，15 价和 20 价 HPV

疫苗正在研发中，是否要不断接种不同类型的 HPV 疫苗显然不现实。因此，定期进行宫颈癌筛查依然非常重要，接种 HPV 疫苗不能替代筛查。如果经济上没有压力，并且仍然希望接种九价 HPV 疫苗，需注意：如果已经接种了三剂四价 HPV 疫苗，至少需要等 12 个月后再接种三剂九价 HPV 疫苗。

宫颈健康管理最重要的是定期进行宫颈癌筛查，并维持健康的生活方式。选择 HPV 疫苗时，建议根据官方指导和自身健康状况来决定，综合考虑保护范围、价格及可用性。所有 HPV 疫苗均能有效预防宫颈癌。

62 九价 HPV 疫苗全程接种后免疫效果能持续多久？是否需再接种？

九价 HPV 疫苗的保护效果具有长期性。尽管其上市时间相对较短，尚未像二价和四价 HPV 疫苗那样积累超过 10 年的长期随访数据，但由于三者作用机制一致，有充分理由认为九价 HPV 疫苗也能提供持久的免疫保护。

2023 年 10 月，来自丹麦、挪威、瑞典和美国的研究团队公布了一项重要研究结果。他们对 2008—2014 年期间接种九价 HPV 疫苗的 2 029 名女性（接种时年龄为 16 ~ 26 岁）进行了长达 12 年的随访。研究发现，在整个随访期间，这些女性无人发生与高危型 HPV16、18、31、33、45、52、58 型相关的宫颈癌前病变（HSIL/CIN2、HSIL/CIN3、AIS）或宫颈癌。研究结论表明，九价 HPV 疫苗在接种 12 年后依然维持高效保护，其有效性未下降至 90% 以下，表明 HPV 疫苗产生的免疫记忆持续稳定。由此可推断，九价 HPV

疫苗至少可提供10年以上的保护，且无须常规追加接种。

此外，部分国家和地区已经开始推广两剂甚至一剂九价HPV疫苗的接种策略，主要基于HPV疫苗可诱导强烈且持久的免疫应答。尽管如此，HPV疫苗并不能替代常规宫颈筛查。接种后仍应定期进行宫颈癌筛查，以便及时发现HPV疫苗未覆盖型别引起的病变或其他潜在风险，从而实现有效的宫颈健康管理。

63 接种HPV疫苗后为何仍可能检测到高危型HPV阳性?

（1）HPV疫苗覆盖的高危型HPV类型有限：目前市面上的HPV疫苗（如二价、四价和九价HPV疫苗）主要针对某些高危型HPV病毒，特别是高危型HPV16型、18型、31型、33型、45型等。虽然这些类型与宫颈癌及其他相关疾病密切相关，但并非所有高危型HPV类型都包含在HPV疫苗的保护范围内。接种HPV疫苗后，仍有可能感染HPV疫苗未覆盖的高危型HPV类型。

（2）接种前已感染某些高危型HPV：HPV疫苗的保护作用主要体现在预防未接触过的类型，如果在接种HPV疫苗之前已经感染了某些类型的高危型HPV，HPV疫苗无法清除体内已有的感染。

（3）未完成全程接种：HPV疫苗通常需要接种多剂才能获得最佳保护（如九价HPV疫苗需接种三剂）。如果未按时完成全程接种，保护效果可能会大大降低，从而增加感染的风险。

（4）免疫系统功能不全：免疫系统是HPV疫苗发挥作用的基础。如果免疫系统功能较弱（如接受免疫抑制治疗的患者或患有免疫系统疾病的个体），HPV疫苗的保护效果可能会受到影响，导致感染风险增加。

尽管HPV疫苗能有效预防大部分高危型HPV感染，但由于HPV疫苗的类型覆盖有限，接种前的已感染状态，接种不完全或免疫系统问题，接种HPV疫苗后仍有可能感染高危型HPV。因此，接种HPV疫苗并不能完全避免高危型HPV感染，定期进行宫颈癌筛查仍然非常重要。

64 接种HPV疫苗后为何仍需坚持定期筛查?

尽管HPV疫苗能够有效预防多种高危型HPV引发的宫颈癌前病变（HSIL/CIN2、HSIL/CIN3、AIS），显著降低相关癌症风险，但接种HPV疫苗后仍需坚持定期筛查，原因包括以下几点。

（1）HPV疫苗保护范围有限：现有HPV疫苗（如四价和九价HPV疫苗）覆盖了多种高危型HPV亚型，但并未涵盖所有可能导致宫颈癌的类型。例如，九价HPV疫苗覆盖高危型HPV16、18、31、33、45、52和58型，但其他高危型HPV如HPV35、39等仍未涵盖，因此女性仍可能感染这些未被保护的病毒，存在宫颈癌前病变风险。

（2）无法清除已有感染：HPV疫苗不能清除已经存在的高危型HPV感染。对于已感染的女性，接种HPV疫苗后仍需定期筛查，持续的高危型HPV感染是宫颈癌发生的主要原因，监测病毒是否诱发宫颈癌前病变。

（3）突破性感染的风险：虽然HPV疫苗保护效果良好，但仍存在少数突破性感染的可能，这些感染同样可能引发宫颈癌前病变。

（4）及时发现病变：定期筛查通过 TCT 联合高危型 HPV 检测，医生可及早发现宫颈癌前病变，及时干预，提高治愈率，减少宫颈癌发生。

综上所述，虽然 HPV 疫苗显著降低了宫颈癌风险，但因 HPV 疫苗覆盖有限、无法清除既有感染及突破性感染风险，定期筛查依然至关重要。筛查可帮助及时发现潜在的高危型 HPV 感染及宫颈癌前病变，保障女性宫颈健康。

65 高危型 HPV 阳性，是否必须立即治疗？

高危型 HPV 感染的结局通常有三种：①仅存在高危型 HPV 感染；②高危型 HPV 感染并已诊断为宫颈癌前病变（HSIL/CIN2、HSIL/CIN3、AIS）；③高危型 HPV 感染并已诊断为宫颈癌。

其中，只有第二种和第三种属于病理状态，第一种仅为病毒感染，并不被视为患者。因此，面对仅有高危型 HPV 感染的女性，不应急于治疗，而应做好以下三件事。

（1）评估是否已导致宫颈癌前病变：宫颈癌前病变较为严重，部分可能进展为癌症。对于仅高危型 HPV 阳性但未见严重病变的女性，不建议立即进行侵入性治疗（如消融治疗或宫颈锥切术），以避免过度治疗带来的生育影响和其他风险。

（2）定期监测和随访：管理关键是定期检查，包括 TCT 联合高危型 HPV 检测，及时发现病变发展。如筛查持续正常，可继续观察，避免不必要的干预，确保病变一旦进展可及时处理。

（3）接种 HPV 疫苗与健康生活，提升免疫力：接种 HPV 疫苗可增强免疫系统对高危型 HPV 的防御作用，降低宫颈癌风险。保持均衡饮食、避免吸烟等健康生活方式，也有助于提升免疫力，减少病毒感染的持续性。

总的来说，高危型 HPV 阳性并非意味着必须立即治疗。治疗决策应依据具体病变情况，结合科学的随访和健康管理，既避免过度治疗，也确保必要时及时干预。

66 为何仅高危型 HPV 阳性而无宫颈癌前病变时，不建议进行局部破坏治疗？

消融治疗的冷冻、激光等局部破坏治疗方法通常用于确诊的宫颈癌前病变（如 CIN2 或 CIN3），通过破坏病变组织来阻止病变进展为宫颈癌。然而，单纯高危型 HPV 阳性且无明确癌前病变时，这些治疗方法并不适用，具体原因如下。

（1）高危型 HPV 阳性不等同于宫颈癌前病变：高危型 HPV 感染是宫颈癌的重要风险因素，但许多感染者能通过免疫系统自行清除病毒，病毒存在并不意味着已经发生病变。对仅高危型 HPV 阳性者实施局部破坏治疗，是在无实质病变的组织上进行不必要的干预，缺乏医学依据且可能带来不良后果。

（2）局部破坏治疗可能损伤正常组织：冷冻和激光治疗虽能去除病变组织，但无法精确定位病毒感染的细胞。为达到清除病毒的目的，往往需进行大面积消融，这容易误伤正常宫颈组织。

（3）局部破坏治疗存在副作用和健康风险：这些治疗可能引发感染、出血、宫颈狭窄等并发症。大面积组织破坏在愈合过程中易形成瘢痕，严重时可能导致组织粘连，影响生殖功能。对无明确病变者承担此类风险不合理。

因此，对于单纯高危型 HPV 阳性患者，合理的管理策略是定期随访和监测。通过 TCT 联合高危型 HPV 检测等手段，动态评估病情变化。只有在确诊存在宫颈癌前病变时，才考虑局部破坏治疗。无实质性病变者应以观察和随访为主，避免过度治疗。

67 高危型HPV阳性者是否适合直接进行宫颈锥切术？

不适合。高危型 HPV 感染是在多因素、多阶段作用下可能引发宫颈癌前病变（HSIL/CIN2、HSIL/CIN3、AIS）。宫颈癌前病变确诊后，可通过宫颈锥切术（LEEP 和 CKC）切除病变组织，以防止病变进展为宫颈癌。在高度怀疑早期浸润癌时，宫颈锥切手术还具有诊断意义，能获取病理组织明确诊断。然而，单纯高危型 HPV 阳性并不等同于宫颈癌前病变，高危型 HPV 感染虽然是宫颈癌的重要风险因素，但并非所有感染者都会发展成癌前病变。多数高危型 HPV 感染可被免疫系统清除，且不会演变为明显的宫颈癌前病变。仅凭高危型 HPV 阳性即进行宫颈锥切术，既不符合治疗规范，也可能导致不必要的组织损伤，影响宫颈结构和功能。

对于高危型 HPV 阳性女性，科学的管理是通过进一步检查和定期监测。多数为一过性感染，一年内约 70% ~ 80% 的女性可自然转阴，两年内约 90% 转阴。健康的生活方式及接种 HPV 疫苗有助于降低感染风险。通过 TCT、高危型 HPV 检测及阴道镜检查等手段，动态观察是否出现癌前病变。

宫颈锥切术可能引起出血、感染、宫颈狭窄等并发症，且在无明确病变时冒险手术是不合理的。医生会综合患者健康状况、病变程度及生育需求等因素，决定是否手术。对于尚未发生癌前病变的患者，手术可能导致宫颈功能受损，增加早产或流产风险，尤其是有生育计划的女性需特别慎重。

综上所述，宫颈锥切术并非适用于所有高危型 HPV 阳性者的治疗，只有在确诊宫颈癌前病变或高度怀疑早期浸润癌时，才考虑进行。绝大多数高危型 HPV 阳性女性应选择定期监测和观察，避免不必要的侵入性治疗，降低风险与伤害。

68 高危型 HPV 无特效药，为何还需定期筛查?

尽管目前尚无针对高危型 HPV 的特效药，但这并不意味着高危型 HPV 筛查没有意义。筛查的目的不是直接“治疗病毒”，而是及时发现由高危型 HPV 引发的宫颈癌前病变（HSIL/CIN2、HSIL/CIN3、AIS）及早期宫颈癌。就像流感病毒广泛存在于呼吸道，但我们不会主动检测健康人是否带病毒，而是等有症状时就医，因为患者会告诉医生是否已有病变。相比之下，宫颈病变通常无明显症状，难以察觉，因此需要通过高危型 HPV 检测筛查潜在病变，这是预防宫颈癌最有效且可行的手段。

即使高危型 HPV 检测阳性，但宫颈尚无病变，一般不需针对病毒本身治疗。筛查的重点是判断病毒是否已导致病变，而非单纯识别病毒感染。我们不会因为呼吸道检测出流感病毒就治疗无症状者，宫颈病毒存在也只有在引起组织异常时才需干预。即使未来出现治疗高危型 HPV 的疫苗，未达到病变治疗标准时，也通常不会治疗。绝大多数感染可被免疫系统清除，只有少数持续感染才会引发病变。

通过 TCT 和高危型 HPV 分型检测等方法，可以早期发现宫颈癌前病变。这些病变在发展为宫颈癌前可通过手术（LEEP 和 CKC）彻底清除。正是这种“早发现、早治疗”机制，使全球宫颈癌发病率显著下降。无论未来是否出现高危型 HPV 治疗性疫苗，或继续采用传统治疗，宫颈癌筛查依然不可替代，因为关注的重点为是否存在癌前病变或癌症，而非单纯病毒感染。

69 每年 HPV 筛查结果均为阴性，为何仍需坚持年度检查？

体检的目的是帮助尽早发现身体潜在的问题。定期体检能在宫颈病变刚开始的时候发现，尽早治疗，降低变成宫颈癌的风险。同时每个人的健康状况是不断变化的，疾病受很多因素影响，比如生活习惯、环境和遗传。体检不能改变这些，但能帮你及时发现异常。早发现、早治疗，减少对身体的伤害。

绝经后更需要坚持定期体检。绝经后，容易出现心脏病、骨质疏松、乳腺癌等问题。即使连续多年检查都正常，也不代表没风险，必须持续关注。

体检帮助管理健康、控制风险。特别是绝经后的女性，风险更高，更需要定期检查，发现早期变化，及时治疗。

70 患者的治疗方案应该选择标准方案还是个案疗法？

当患者得知感染了高危型 HPV，或者出现了宫颈癌前病变（HSIL/CIN2、HSIL/CIN3、AIS）需要处理时，首先要了解何为“标准治疗”。标准治疗是经过大量临床研究验证，在成千上万患者中疗效稳定且安全的方案。只有那些成功率高、科学证据充分的治疗方法，才能被专家认可，成为广泛适用的“标准治疗”。

每个人的体质、病情类型和发展阶段都不一样，因此，在确认标准治疗方案后，应与医生一起讨论“个体化治疗”。这意味着医生会根据患者的具体情况，在遵循标准治疗原则的基础上，调整方案细节，使治疗更符合患者的需求。但治疗方案不能脱离或取代标准治疗，也不能随意选择那些独立于标准治疗、未经科学验证的方法。尤其要警惕所谓的“个案疗法”或偏方，避免选择独立于标准治疗之外、未经科学验证的个案疗法。理性消费，选择科学、安全、有效的治疗，保障康复和经济安全。

三

雌激素低下时宫颈癌前病变的防治

71 绝经后女性为何更容易感染高危型 HPV?

绝经后女性更容易感染高危型 HPV，主要原因在于体内雌激素水平下降及年龄相关的多方面生理变化，具体包括以下几点。

（1）黏膜萎缩：雌激素缺乏导致阴道和宫颈上皮变薄、弹性降低，局部屏障脆弱，使病毒更容易侵入黏膜。

（2）阴道乳酸杆菌群减少：雌激素促进乳酸杆菌的生长，维持阴道的酸性环境以抑制有害微生物。绝经后乳酸杆菌数量减少，阴道 pH 值升高，局部防御能力减弱，病毒更易入侵。

（3）免疫功能下降：年龄增长和雌激素不足共同导致全身免疫力下降，体内曾在年轻时低水平存在的高危型 HPV 可能被重新激活，同时新感染的病毒难以被及时清除。

（4）卫生习惯和新陈代谢变化：随着年龄增加，老年人卫生习惯反应迟缓，个人卫生维护不够及时，难以有效清除含有病毒的细胞，增加了频繁感染的风险；同时，代谢减慢，受损或异常细胞脱落不及时，进一步加重感染和病变的可能性。

因此，尽管许多女性在年轻时可能已接触过高危型 HPV，绝经后由于上述生理及免疫功能的变化，感染或病毒再激活的风险显著增加，进而提升宫颈癌前病变的发生概率。为降低风险，绝经后女性应定期接受宫颈筛查，并在医生指导下采取有效的预防和保健措施。

72 绝经后感到宫颈不适是否预示病变?

绝经后，许多女性常感下腹部或会阴部不适，担心是否存在宫颈病变。实际上，绝经后体内雌激素水平显著下降，导致阴道和宫颈发生不同程度的生理变化，表现出多种症状。

（1）阴道症状：①干涩与灼热感：阴道黏膜变薄、分泌物减少，导致明显的阴道干涩和灼热不适；②外阴瘙痒及分泌物异常：外阴瘙痒较为明显，可能伴有分泌物增多或异味；③外阴疼痛或不适：黏膜脆弱易损伤，尤其在性生活后疼痛感加剧；④排尿异常：可能出现尿频、尿急、排尿困难，甚至尿路感染症状。这些症状通常较为明显，女性较易察觉，建议及时就医诊治，以改善生活质量。

（2）宫颈症状：①隐匿性病变：绝经后宫颈癌前病变（HSIL/CIN2、HSIL/CIN3、AIS）多表现为隐匿性，女性一般无明显不适或异常表现；②轻度充血或炎症：宫颈偶尔可见轻度充血或炎症，但通常无显著症状，难以自行察觉。因此，即使存在宫颈癌前病变，绝经后女性通常难以通过症状察觉。

鉴于宫颈癌前病变在绝经后多呈隐匿性，难以凭症状早期发现，故强调定期检查的重要性。建议绝经后女性每年定期接受 TCT 联合高危型 HPV 检测，必要时行阴道镜检查，实现早发现、早诊断、早治疗。如出现明显阴道不适，应及时就医，接受专业诊疗，缓解症状，提升生活质量。

总之，绝经后出现的明显不适多与阴道萎缩及相关炎症有关，通常不直接提示宫颈癌前病变。但为保障宫颈健康，定期筛查尤为关键。

73 绝经期后出现同房出血的原因有哪些，应如何应对？

绝经后出现同房出血（宫颈接触性出血）可能由多种原因引起，主要包括阴道萎缩、宫颈炎、宫颈息肉、子宫内膜病变以及宫颈癌或宫颈癌前病变。

（1）阴道萎缩：绝经后雌激素水平下降，导致阴道及宫颈黏膜变薄、干燥、脆弱，性交时因摩擦易引起出血。可在医生指导下使用局部雌激素制剂（如雌激素软膏）改善黏膜状态。性交时应用水溶性润滑剂，减少摩擦刺激。

（2）宫颈炎：细菌感染或慢性炎症可使宫颈黏膜充血、水肿，易于出血。建议通过分泌物微生态检查明确病因，针对病因采用抗感染或抗炎治疗。

（3）宫颈息肉：宫颈息肉为宫颈常见良性增生，因体积较小且表面脆弱，性交时易受摩擦出血。通过妇科检查或超声确认诊断。建议息肉切除，并行病理检查排除恶性可能。

（4）子宫内膜病变：虽主要涉及子宫内膜，但部分病变可引起出血。建议通过盆腔超声及必要的内膜活检评估病变。根据检查结果由专业医生制订治疗方案。

（5）宫颈癌或宫颈癌前病变：早期宫颈癌及癌前病变通常无明显症状，部分病例可表现为同房后少量出血，因宫颈神经敏感性低，症状常被忽视。建议绝经后女性定期进行宫颈癌筛查，包括 TCT 联合高危型 HPV 检测，必要时阴道镜检查。若发现异常，及时进行活检以明确诊断，早期发现和治疗至关重要。

任何绝经后出现的异常出血都应引起高度重视，应及时就医，接受系统检查，明确病因后进行针对性治疗。同时，即使无明显症状，定期宫颈筛查对于预防和早期发现宫颈疾病具有重要意义，对后续治疗效果及预后均至关重要。

74 绝经后发现外阴和肛门周围出血，应该怎么办?

绝经后女性若出现外阴及肛周区域出血，属于需要高度重视的异常症状。正常情况下，绝经意味着月经永久停止，任何阴道或相关部位出血都提示身体可能存在潜在问题。外阴及肛周出血可能来源于妇科、泌尿系统或肛肠系统，尤其是在大小便后出现出血时，更需全面排查。

（1）可能的原因

1）妇科问题：包括阴道萎缩性炎症、宫颈糜烂、息肉，甚至子宫内膜异常增生或肿瘤。性生活后出血多见于妇科疾病。

2）泌尿系统疾病：泌尿道感染、尿道息肉、膀胱炎等，常表现为小便时带血。

3）肛肠疾病：痔疮、肛裂、肠息肉或肠道肿瘤等，常导致排便时出血或便血。

随着年龄增长，泌尿系统疾病和肛肠疾病的发生率上升，症状与妇科疾病相似，易造成混淆。

（2）正确处理步骤

1）及时就医妇科：发现外阴及肛周出血时，应第一时间到妇科就诊。通过专业检查排除妇科疾病，医生会根据情况建议是否需转诊泌尿科或肛肠科进行进一步诊治。

2）大小便后出血的自我简单排查：①在下一次大小便前，清洁外阴和肛周区域；②在阴道内放入一枚卫生棉条；③大小便后再次清洁外阴和肛周，取出卫生棉条观察有无血迹；④若卫生棉条上有血迹，提示出血可能来自阴道或宫颈，应尽快就医妇科；⑤若卫生棉条无血迹但大小便仍有出血，则小便出血应就诊泌尿科，大便出血应就诊肛肠科。

绝经后任何形式的外阴、阴道或肛周出血都属异常，不可忽视。及时到医院就诊是保障健康的关键，延误诊治可能加重病情，错失最佳治疗时机。保持良好生活习惯，定期接受妇科及相关科室检查，有助于预防疾病及早发现健康问题。

75 绝经后外阴瘙痒是否与高危型 HPV 感染相关？

绝经后外阴瘙痒主要与激素水平下降密切相关，通常并非由高危型 HPV 感染直接引起。尽管高危型 HPV 感染可能伴随外阴部异常改变，但瘙痒症状多提示其他病因。

（1）雌激素水平下降：绝经后卵巢功能衰退，雌激素显著减少，导致外阴及阴道黏膜萎缩、变薄和干燥，局部保护屏障受损，易引发瘙痒和不适。表现为绝经期泌尿生殖系统综合征（GSM）。

（2）感染因素

1）细菌感染：阴道 pH 值升高及乳酸杆菌减少，易诱发细菌性阴道炎，导致外阴瘙痒。

2）真菌感染：雌激素下降破坏菌群平衡，念珠菌易过度繁殖，引起霉菌性阴道炎，表现为外阴红肿、瘙痒及异常分泌物。

3）滴虫感染：作为性传播疾病，滴虫感染可引起阴道剧烈瘙痒、灼烧感及泡沫状分泌物。

（3）皮肤疾病

1）外阴硬化性苔藓：多见于绝经后女性，表现为外阴皮肤变薄、变白，伴剧烈瘙痒及疼痛。

2）外阴湿疹或过敏性皮炎：接触刺激性物质（如香皂、洗液、卫生巾）可能诱发，导致局部瘙痒、红斑。

3）银屑病：部分患者局部出现红斑、脱屑及瘙痒。

（4）系统性疾病

1）糖尿病：高血糖环境促进真菌感染，导致持续性外阴瘙痒。

2）肝病、肾病：毒素蓄积可引起局部或全身性瘙痒。

（5）心理因素：长期焦虑、抑郁或神经性瘙痒症亦可加重瘙痒症状。

以下为针对外阴瘙痒的应对措施。

（1）激素治疗：局部应用雌激素乳膏（如雌激素阴道软膏）可有效改善萎缩性阴道炎及相关症状。

（2）保湿护理：使用温和、无刺激的润肤产品（如透明质酸凝胶、椰子油等）缓解局部干燥。

（3）针对感染：根据具体病因，合理使用抗生素、抗真菌药物或抗滴虫药物治疗。

（4）避免刺激：减少使用含香料及刺激性成分的清洁用品，选择棉质内衣，保持外阴清洁干燥。

（5）检查和管理基础疾病：如怀疑糖尿病、肝肾疾病，应及时就医，进行相关检查和治疗。

绝经后外阴瘙痒多由激素缺乏引起的局部萎缩、皮肤干燥及继发感染所致，而非高危型 HPV 感染直接所致。若症状持续或加重，应及时就诊，明确病因，进行针对性治疗。

76 绝经后查出宫颈癌前病变，无生育需求时能否直接切除子宫？

不可以。绝经后无生育需求不能作为直接选择全子宫切除术的依据。若宫颈实际病变仅为宫颈癌前病变甚至更轻，直接行全子宫切除术属于过度干预治疗，不仅增加手术风险，还可能带来不必要的身体和心理负担。

若病变已发展为浸润性宫颈癌，但术前评估不充分，仅进行全子宫切除术可能无法彻底清除病灶，术后可能需追加放疗或化疗，增加治疗负担及并发症风险。

因此，首次活检诊断为宫颈癌前病变时，应优先选择宫颈锥切术进行病变性质和范围的明确评估，而非直接实施全子宫切除术。

77 绝经后接受 LEEP 术，为何容易导致宫颈管粘连？

绝经后，雌激素水平下降，导致宫颈组织变薄、血供减少，修复能力下降，宫颈萎缩。同时宫颈腺体减少，黏液分泌减少，宫颈管干燥，容易发生粘连。宫颈及阴道上皮萎缩，变薄脆弱，术后易形成瘢痕。

LEEP 手术中高频电刀切除时产生的热量可影响正常修复过程。术后炎症反应加剧瘢痕形成，导致宫颈管收缩和粘连。绝经后宫颈上皮再生能力减弱，不良愈合可加重粘连。

术后宫颈组织收缩，绝经后已有萎缩和血供减少，增加狭窄与粘连风险。且与年轻女性相比，绝经后宫颈管较小，更易形成瘢痕性闭锁。

可采取以下措施预防宫颈管粘连：①术前准备：使用外源性雌激素（如雌激素软膏或阴道塞剂）改善宫颈组织状态，增强修复能力。②术后管理：宫颈扩张（术后 1 ~ 2 周）防止宫颈管闭锁；定期随访早期发现粘连；局部激素治疗促进伤口愈合；保持外阴清洁防止感染加重瘢痕形成。

78 绝经后医生告知发生宫颈管粘连，这种情况下应该如何进行宫颈癌筛查？

绝经后，由于体内雌激素水平降低，宫颈组织变得更加脆弱。有些女性曾经接受过宫颈手术（LEEP 和 CKC），手术后可能出现宫颈管粘连或瘢痕。这种粘连一般不会显著增加宫颈癌风险，因此通常不需要专门进行粘连分离手术。只有当宫颈管或宫腔内积液、感染等症状出现时，医生才会考虑手术引流治疗。

不过，宫颈管粘连并不代表可以忽视宫颈健康。医生通常会建议进行定期检查，具体包括：①定期 TCT 联合高危型 HPV 检测：可以评估宫颈剩余组织是否存在病变风险，帮助早期发现异常，及时处理；②定期经阴道超声检查：通过超声可以动态观察宫颈管长度、组织情况，以及是否有异常病变或血流改变，帮助医生及时发现潜在问题。

综上所述，即使绝经后出现宫颈管粘连，医生仍会根据具体情况制订个性化的筛查计划，定期进行 TCT、高危型 HPV 和超声检查，保障宫颈健康。

79 绝经后是否建议局部使用雌激素?

建议局部使用。绝经后，女性体内雌激素水平显著下降，不仅会引起潮热、盗汗、情绪波动和阴道干涩等更年期常见症状，激素紊乱还会削弱局部免疫功能。同时，雌激素减少导致宫颈黏膜变得干燥、变薄，局部血液循环减弱，使宫颈防御能力下降，更容易出现感染、炎症及微小损伤。

“因缺而补”理念强调根据雌激素缺乏的情况，针对性地进行补充。尤其是通过局部补充雌激素，对绝经期女性的宫颈健康和生殖道环境的维护极为重要，主要体现在以下几个方面。

（1）保护宫颈黏膜，维持宫颈完整性：局部使用雌激素能够有效恢复宫颈黏膜的厚度和弹性，促进血液循环，缓解干燥和萎缩。充足的局部雌激素还帮助修复因激素缺乏引起的微小损伤和出血，增强宫颈组织的修复和再生能力，使宫颈更加健康坚韧。

（2）增强局部免疫功能，提升防御能力：雌激素在调节宫颈和阴道局部免疫环境中发挥着关键作用。它能促进免疫细胞（如巨噬细胞和淋巴细胞）的活性和数量，强化黏膜表面的免疫屏障。此外，雌激素还能调节抗菌肽和免疫球蛋白的分泌，提高黏膜对病原体的抵抗力，减少细菌和病毒的侵袭。通过维护黏膜健康和调控免疫反应，局部雌激素补充有助于防止感染反复发生，促进炎症迅速控制和组织修复，保护宫颈及阴道免受长期损害。

（3）改善外阴 - 阴道萎缩综合征，预防和减少尿路感染：绝经后，因雌激素缺乏，阴道和尿道黏膜变得干燥、变薄，局部防御力下降，容易导致反复尿路感染，如膀胱炎和尿道炎。局部雌激素补充能增强尿道和膀胱颈部黏膜健康，恢复其酸性环境，有效抑制有害细菌生长，减少细菌逆行感染的风险。

因此，合理使用局部雌激素不仅缓解阴道及宫颈萎缩引起的不适，还显著降低尿路感染发生频率，改善排尿疼痛和不适，帮助女性远离反复感染困扰，提升生活质量。

通过合理的局部雌激素补充，绝经期女性不仅能有效缓解阴道干燥和萎缩等症状，还能修复宫颈黏膜、增强局部免疫力，降低感染和炎症风险，尤其有效预防和减少尿路感染，全面维护生殖道健康，使绝经期生活更加安心舒适。雌激素局部补充必须在专业医生指导下进行，制订个性化治疗方案，确保安全有效，避免不必要的副作用和风险。

80 绝经后女性常用外用药物有哪些?

绝经后，很多女性会出现阴道干涩、瘙痒、性交疼痛等不适症状。针对这些问题，常用的外用药物主要有两种：局部雌激素和中药保妇康栓。它们直接作用于阴道和宫颈，帮助缓解不适，同时减少全身激素的副作用。

（1）局部雌激素药物

1）雌激素乳膏：这是一种乳膏状药物，适合涂抹于外阴和阴道内，使用时舒适且易吸收。能快速缓解阴道干涩、瘙痒和萎缩带来的不适。使用时建议用专用推注器，将带有 1 格刻度的乳膏缓慢注入阴道深处，确保药效均匀发挥。用药前请洗净双手，使用后清洗推注器，以防感染。

2）阴道栓剂：栓剂为固体形态，插入阴道后慢慢溶解，药效持续时间较长。它同样能有效缓解阴道干涩和疼痛。建议躺下放松身体，将一枚栓剂缓慢推入阴道深处，确保药物停留。用药前务必洗净双手，避免栓剂接触脏物，防止感染。

3）其他形式：市面上还有阴道片和雌激素释放环，但乳膏和栓剂是最常用的两种形式。

（2）中药保妇康栓：保妇康栓是一种中药制剂，含有类似雌激素作用的成分，能够改善阴道干涩，促进阴道健康。适用于不愿使用西药雌激素或身体不适合用西药的女性。建议睡前放松身体，将一枚保妇康栓缓慢推入阴道深处，确保其停留。使用前洗净双手，避免栓剂接触脏物，防止感染。需要注意的是，有些女性可能对保妇康栓过敏，使用前应咨询医生。

（3）选择和注意事项：每个人的身体状况不同，选择药物时应结合自身习惯和身体反应，最好听取医生建议。不论使用哪种药物，都应定期去医院复查，了解治疗效果，医生会根据情况调整用药方案。

总之，局部雌激素乳膏和阴道栓剂是治疗阴道干涩和萎缩的主要药物；中药保妇康栓则是一个可选的替代方案，但需医生指导。选对适合自己的药物，配合定期检查，才能更好地保护阴道健康，缓解不适。

81 除药物外，还有哪些方法能改善绝经后阴道干涩？

对于担心雌激素副作用的女性，可以尝试多种非激素干预方法来缓解阴道干涩及相关不适，帮助恢复和维持阴道健康。

（1）阴道润滑剂与保湿剂：水溶性润滑剂专为阴道设计，能减少性生活摩擦，缓解干涩和疼痛；保湿剂通过定期使用维持阴道湿润，减轻萎缩症状，长期使用可改善黏膜健康。

（2）乳酸杆菌制剂：帮助恢复阴道菌群平衡，维持酸性环境，保护黏膜免受有害菌侵袭，促进局部免疫，缓解不适。

（3）合理清洁，无需冲洗阴道内部：避免过度清洁和频繁使用含强效化学成分的清洁剂，建议用温和无香料产品，仅清洁外阴即可。

（4）健康生活方式：均衡饮食、戒烟限酒和适度运动，有助于改善血液循环和激素平衡，促进阴道及整体健康。

（5）适度性生活：定期性生活促进局部血液循环，维持阴道弹性和湿润，建议配合润滑剂减少不适。

（6）慢性病管理：糖尿病等慢性病患者应严格控制病情，降低感染风险，促进阴道自我修复。

总的来说，除激素治疗外，润滑剂、保湿剂和乳酸杆菌制剂等辅助措施，结合合理清洁、健康生活及慢性病管理，能安全有效改善阴道干涩，尤其适合担忧激素副作用的女性。症状严重或持续不缓解时，应及时就医，接受专业评估和治疗。

82 使用雌激素治疗时，是否必须同时使用乳酸杆菌阴道制剂？

一般来说，使用雌激素治疗后不必额外使用乳酸杆菌阴道制剂。雌激素不仅能改善阴道的润滑和弹性，还能促进宫颈上皮细胞增生，形成富含糖原的中表层细胞。这些细胞分解糖原后产生乳酸，为乳酸杆菌的自然繁殖创造了良好环境，帮助维持阴道的酸性环境和微生态平衡。

在雌激素的支持下，阴道环境更加适合乳酸杆菌生长。乳酸杆菌分解糖原产生乳酸，维持阴道酸性环境，抑制有害细菌的繁殖，因此通常无需额外使用乳酸杆菌阴道制剂。

保持良好的生活习惯同样重要，如避免过度使用抗生素和不当的阴道清洁产品，定期进行健康检查，这些都有助于维护阴道微生态平衡，促进阴道健康。

83 绝经后联合筛查阴性，是否可停止阴道药物治疗？

绝经后用药的目标不仅是针对高危型 HPV 感染，更重要的是提升宫颈的防御功能和免疫能力。即使联合筛查（TCT 和高危型 HPV 检查）结果均为阴性，也不应停止阴道局部用药。

绝经后体内雌激素水平下降是引起阴道萎缩的主要原因。局部激素治疗不仅能缓解短期症状，长期补充雌激素还可维持阴道黏膜的血液循环和组织结构的完整性。停止用药后，阴道萎缩仍可能复发。

局部激素治疗一般采用“常规用药 + 维持期低频率”的用药策略。绝经后使用常规用药改善症状，维持期则需以较低频率（如每 2 ~ 3 天一次）持续用药，确保阴道上皮持续得到雌激素支持，防止萎缩和相关并发症的复发。

局部外用雌激素专门针对阴道局部激素缺乏进行补充，且不会显著影响全身激素水平。停止使用后，阴道萎缩症状可能迅速复发，不仅影响生活质量，还可能增加高危型 HPV 及其他微生物感染的风险。

因此，即使联合筛查结果阴性，绝经后女性仍应坚持定期复查和合理使用局部激素，配合健康的生活方式（如规律作息、均衡饮食、适度运动和关注个人卫生），以维持阴道健康。终身坚持适当的局部激素补充，是预防阴道萎缩复发及降低相关风险的关键。

84 局部使用雌激素治疗的安全风险及保障措施有哪些？

局部使用雌激素主要用于缓解绝经后阴道干涩、瘙痒及尿路不适等症状。由于药物作用于局部，且全身吸收较少，这种治疗总体安全性较高，但仍存在一定风险。为保障用药安全，应注意以下几个方面。

（1）安全风险

1）局部刺激及过敏反应：可能出现阴道灼热、瘙痒、分泌物增多或局部不适，通常症状较轻且短暂。极少数患者可能对药物成分过敏，出现红肿、疼痛等过敏表现。

2）激素吸收及全身影响，潜在癌症风险：虽然全身吸收量较低，但极少数情况下可能影响激素敏感组织（如乳腺、子宫内膜）。有乳腺癌或子宫内膜癌病史者需谨慎使用，激素可能刺激病变组织，增加复发风险。

3）用药不当风险：自行调整剂量或用药频率，可能导致局部过度刺激或激素水平异常。

（2）用药安全保障措施

1）严格遵医嘱及个体化治疗方案：务必按照医生处方及建议用药，切勿自行增减剂量或更改使用频率。医生会根据患者的具体症状、激素水平及身体状况，制订适合的剂型和剂量方案。

2）定期复查与监测，及时反馈异常症状：需定期接受妇科检查（如子宫内膜超声）及乳腺检查，及时发现异常变化。若出现异常分泌物、阴道出血、局部疼痛等不适，应及时告知医生，便于调整治疗方案。

通过科学合理的用药和规范的随访监测，局部雌激素治疗不仅能有效缓解症状，还能最大限度地保障用药安全，降低潜在风险。

85 全子宫切除后，是否仍需阴道局部用药？

全子宫切除术后是否需要阴道局部用药，主要取决于患者年龄、卵巢功能状况及局部症状。

育龄期女性尽管因各种原因切除了子宫，但如果卵巢功能正常，体内雌激素水平充足，通常无需局部外用雌激素。

若患者术后数年卵巢功能逐渐减退，体内激素水平下降，出现阴道干涩或萎缩症状时，可考虑局部使用雌激素改善相关不适。

对于绝经后行全子宫切除术的女性，若出现阴道干涩或萎缩症状，可采用局部雌激素治疗，或使用非激素类制剂（如润滑剂、保湿剂）来改善阴道健康。症状轻微者，建议每 3 ~ 5 天使用一次，以维持阴道黏膜完整性；症状较重者，应根据医生建议调整用药频率和剂量。

86 全子宫切除后是否还需要继续宫颈癌筛查？

全子宫切除后是否需要继续进行宫颈癌筛查，主要取决于手术是否切除了宫颈及手术适应证。

如果行全子宫切除术的同时切除了宫颈（多见于因良性疾病如

子宫肌瘤、卵巢囊肿等原因的手术)，通常无需再进行常规宫颈癌筛查，但仍需密切关注阴道不规则出血、阴道分泌物增多等自觉症状。若手术适应证为宫颈癌前病变或宫颈恶性疾病，尽管宫颈已切除，仍需定期对阴道残端进行随访检查，以早期发现可能的复发或残留病变。

如果手术中保留了宫颈，患者依然存在宫颈癌前病变或癌症风险，因此必须坚持定期进行宫颈癌筛查。尤其对于既往有宫颈病变史的患者，更需终身定期随访。

综上所述，仅当因良性疾病行全子宫切除且同时切除宫颈时，患者可免除后续宫颈癌筛查，但需密切留意阴道不规则出血及分泌物异常等症状；而保留宫颈或因宫颈病变进行手术的患者，均需终身坚持定期筛查和随访。

87 绝经后女性年龄增大、睡眠不足，高危型 HPV 感染如何实现转阴?

高危型 HPV 感染难以转阴，主要原因是易感染，难清除。绝经后女性随着年龄增长，宫颈黏膜变得更加脆弱，高危型 HPV 更容易侵入；同时，睡眠不足等因素会导致免疫力下降，身体清除病毒的能力减弱，使得转阴更加困难，因此需要综合管理。

绝经后体内雌激素水平下降，宫颈和阴道黏膜出现萎缩、干燥、变薄，局部屏障功能减弱，容易产生微小裂口，为高危型 HPV 入侵提供通道。这体现了局部环境与免疫系统的协同作用——黏膜屏障是身体的天然防线，一旦防线变薄弱，病毒便乘虚而入。

随着年龄增长，尤其是 50 岁以后，免疫功能逐渐衰退。睡眠不足等因素会进一步削弱免疫系统，形成“免疫力低下 - 病毒残留 - 难以转阴”的恶性循环。身体各系统处于动态平衡中，免疫力下降不仅影响局部病毒的清除，也损害整体健康。睡眠障碍常伴随焦虑、抑郁和激素失调，进一步破坏这种平衡，使病毒更难被清除。

帮助清除高危型 HPV 的建议：①改善睡眠：保持规律作息，睡前放松，必要时寻求专业帮助，促进免疫系统恢复；②修复局部屏障：在医生指导下使用局部雌激素，改善宫颈和阴道黏膜环境，恢复防御功能；③增强免疫力：均衡饮食，适度运动，戒烟限酒，保持健康体重，促进身体整体功能协调。同时缓解焦虑与压力，促进激素平衡，帮助免疫系统保持稳定。

总之，绝经后女性无需单纯因为年龄而担心宫颈癌。只要按时做好宫颈癌筛查，及时发现异常并及时处理，大多数人都能有效预防宫颈癌，保持健康，基本无需过度担忧。

88 绝经后如何保持健康性生活？

绝经后，由于体内雌激素水平下降，女性可能会出现阴道干涩、黏膜萎缩等生理变化，很多女性因此对性生活产生顾虑。尤其是伴有高危型 HPV 感染时，这种抵触心理可能更明显。但需要强调的是，只要身体状况允许，适度的性生活不仅完全可行，还对健康有诸多积极影响。性生活可以促进阴道局部血液循环，有助于保持黏膜的厚度和湿润，减缓因雌激素下降导致的阴道萎缩。适度性生活还能增进夫妻间的情感交流，提升心理健康和生活质量，同时对免疫功能也有积极的促进作用。

阴道干涩和性生活时的不适、疼痛是绝经后常见问题。局部雌激素治疗（如阴道栓剂、膏剂或环剂）能有效改善阴道黏膜的湿润度和弹性，缓解不适感。使用水溶性、温和无香料的润滑剂，可以减少性生活中的摩擦，提升舒适感。若在使用局部治疗和润滑剂后仍感不适，或症状加重，应及时就医。医生会帮助排查阴道慢性炎症、严重萎缩或其他潜在问题，并制订个性化的治疗方案。

总之，绝经后女性完全可以继续享受健康的性生活。通过科学调理和适当的医疗支持，不仅能改善局部不适，还能促进身心健康，增进夫妻亲密关系。关键是根据自身情况采取合适措施，必要时咨询专业医生，确保性生活安全且舒适。

89 绝经期女性为何通常不能接种 HPV 疫苗？

绝经期女性（通常指 45 岁及以上）一般不建议接种 HPV 疫苗，主要原因包括以下几点。

（1）缺乏充分的临床试验数据支持：目前 HPV 疫苗的临床研究主要集中在 9～45 岁人群，针对 45 岁以上绝经期女性的安全性和有效性尚无大规模权威数据。美国食品药品监督管理局（FDA）尚未批准 45 岁以上女性接种 HPV 疫苗，超出年龄范围的接种属于“超适应证”使用，不符合临床规范，医生通常不会主动推荐。

（2）免疫系统老化导致 HPV 疫苗效果减弱：绝经后，女性体内雌激素水平下降，免疫功能逐渐衰退，HPV 疫苗诱导的免疫反应相较年轻女性较弱。研究显示，年轻女性接种 HPV 疫苗能产生较强抗体反应，而年龄较大的女性免疫反应较低，HPV 疫苗预防效果有限。因此，45 岁以上女性接种 HPV 疫苗的预防价值可能不明显。

（3）国际权威机构的推荐意见：世界卫生组织（WHO）建议

优先为年轻女性接种 HPV 疫苗，认为 45 岁以上人群疫苗效益有限，应以宫颈癌筛查为主要防控措施。中国 HPV 疫苗接种指南推荐 16～45 岁女性作为主要接种对象，45 岁以上人群不作为常规推荐范围。

因此，对于绝经后女性，建议：①应更重视定期进行宫颈癌筛查（TCT 联合高危型 HPV 检测），而非依赖 HPV 疫苗预防；②注重健康生活方式，维护免疫功能：规律作息、均衡营养、适度锻炼、戒烟限酒、保持个人卫生，有助于提升身体抵抗力。

90 65 岁后女性是否仍需进行宫颈癌筛查？

绝经后女性的宫颈癌风险总体下降，尤其是 65 岁以上且此前有规律筛查且结果均为阴性的女性，发生宫颈癌的可能性非常低，因此可以考虑停止常规的宫颈癌筛查。

停止筛查应满足以下条件：①过去 10 年内接受过足够且规范的宫颈癌筛查；②最近连续 3 次 TCT 均为阴性，或连续 2 次高危型 HPV 检测均为阴性，且最近一次检查在过去 5 年内。

若有以下特殊情况，建议继续进行适当筛查：①曾有宫颈癌前病变（HSIL/CIN2、HSIL/CIN3、AIS）病史，特别是治疗不足 10 年的患者；②免疫功能低下或持续存在高危型 HPV 感染者；③无明确既往筛查记录或筛查不充分者。

总的来说，65 岁以后的宫颈癌筛查应根据个人具体情况进行个性化评估。符合停止筛查标准的女性，可以停止常规筛查，但仍需定期进行妇科检查，并在出现异常症状（如阴道不规则出血、异常分泌物）时及时就医，保障宫颈及整体健康安全。

四

特殊时期宫颈癌前病变的防控

91 备孕前应如何合理安排 HPV 疫苗的接种时间？HPV 疫苗接种后多久可以妊娠？若意外妊娠应如何处理？

备孕前，建议提前规划好 HPV 疫苗的接种时间，尽量在怀孕前完成全部 3 针疫苗的接种。具体接种方案会根据年龄、身体状况以及所选 HPV 疫苗类型（二价、四价或九价 HPV 疫苗）而有所不同。完成全程接种后，机体能够建立起稳固的免疫屏障，有助于预防高危型 HPV 感染，降低宫颈癌及相关疾病的风险，为未来怀孕提供坚实的健康保障。

科学研究表明，HPV 疫苗对妊娠及胎儿健康没有明显不良影响，因此接种后无需等待过长时间再备孕。一般建议在接种完最后一针后，等待至少 1 个月再尝试怀孕，以确保免疫系统充分建立保护。具体等待时间可结合个人健康状况和医生建议灵活调整。

目前研究显示，HPV 疫苗对胎儿没有明显的安全隐患，尚未发现 HPV 疫苗会导致胎儿发育异常。不过，一旦确认怀孕，建议暂停后续的 HPV 疫苗接种，并及时告知医生。医生会根据具体情况判断是否需要在产后补种剩余剂次，以确保孕妇和胎儿的安全。

92 备孕期间发现高危型 HPV 阳性，是否还能正常备孕？

备孕时如果发现高危型 HPV 阳性，不代表一定不能继续备孕。关键是要看宫颈是否出现异常，以及病情的轻重。

高危型 HPV 感染在女性中非常常见，很多人在生活中会经历这样的感染。幸运的是，大多数感染属于短期现象，免疫系统能够在几个月到两年内有效清除病毒，因此不必过分焦虑。如果检测出高危型 HPV 阳性，尤其是常见的 12 种高危型 HPV，但宫颈细胞检查结果正常，没有异常改变，医生一般不会建议做侵入性检查或治疗。此时，只需按照医生建议定期复查即可。

备孕前后做好定期随访，一般建议每 6 ~ 12 个月做一次 TCT 联合高危型 HPV 检测，以确保宫颈健康没有发生变化。通过定期检查，可以及时发现任何异常，医生也会根据具体情况调整备孕计划和治疗方案，保障孕妇和胎儿的健康。

总之，备孕期间仅发现高危型 HPV 阳性，且无明显宫颈病变时，只要遵医嘱定期复查，即可继续备孕。保持与医生的沟通，做好个性化管理和监测。

93 备孕期间若发现宫颈癌前病变，是应先接受治疗还是直接备孕？

备孕期间被诊断出宫颈癌前病变，是许多准备怀孕的女性可能会面临的情况。是否需要立刻治疗，取决于病变的类型、范围以及它对妊娠安全可能带来的影响。通过科学评估和合理安排，才能在保护自身健康的同时，安心开展备孕计划。

首先明确病变类型与范围。医生会根据宫颈癌前病变的分级、面积大小，以及是否累及宫颈管等因素，综合判断处理方案。

若确诊为 AIS，通常需要优先进行宫颈锥切术，彻底清除病变组织。手术后需给予宫颈足够的时间愈合，并通过复查确认病变已完全清除，才适合考虑怀孕。

若为 CIN2/CIN3，如果病变较轻，病灶仅局限在宫颈表层，面积不大，且未累及宫颈管，部分情况下可在医生密切指导下选择保守观察，例如定期随访或局部消融治疗。在确保安全的前提下，有时可以继续备孕；如果病变范围广或通过检查发现病灶已深入宫颈管内，建议先行 LEEP 或 CKC 手术，控制病变后再备孕。

其次，无论采取哪种治疗方式，术后都应定期进行 TCT 联合高危型 HPV 检测，确保病灶清除、宫颈功能恢复良好。多数情况下，医生会建议术后等待至少 6 个月再尝试怀孕，以降低宫颈干预引起流产或早产的风险。

总体来说，备孕期间发现宫颈癌前病变，并不代表不能怀孕，而是要更加科学谨慎地规划，优先确保宫颈健康。一旦怀孕后再发现病变，不仅治疗手段受限，还可能增加风险。因此，建议在专业医生的帮助下，根据病变的具体情况、生育意愿和时间安排，制订个体化的备孕方案。

94 宫颈锥切术是否会导致宫颈功能不全，影响将来怀孕？

宫颈锥切术是治疗宫颈病变的常见手术方式，通过切除部分宫颈组织来去除异常区域。然而，若手术切除组织较多或较深，可能会影响宫颈的结构稳定性，导致其在妊娠中晚期难以有效承托胎儿，进而出现宫颈提前扩张的情况。这种现象被称为宫颈功能不全，是妊娠期流产或早产的重要风险因素之一。

导致宫颈功能不全风险增加的因素主要包括手术方式和切除范围的大小。CKC 因切除组织体积更大、深度更深，相比 LEEP 对宫颈的损伤更大，因此发生宫颈功能不全的可能性更高。此外，无论采用何种术式，若切除范围广泛或术后宫颈长度明显缩短（通常低于 25mm），未来妊娠期间流产或早产的风险也会显著上升。

尽管存在一定风险，宫颈锥切术后的大多数女性仍可以顺利怀孕和分娩，关键在于术后的规范评估与科学管理。在备孕阶段，建议通过经阴道超声测量宫颈长度，了解宫颈是否具备良好的支撑能力。如果怀孕后监测发现宫颈偏短，尤其低于 20mm，医生可能会建议在孕早期或孕中期进行宫颈环扎术，以增强宫颈稳定性，预防宫颈提前扩张，降低流产和早产风险。通过术前评估、孕期监测以及必要的干预措施，大多数患者都能获得良好的生殖结局。建议术后有生育计划的女性及时与医生沟通，制订个体化的妊娠管理方案，从容应对未来的孕育过程。

95 妊娠期高危型 HPV 感染会对胎儿造成怎样的影响？是否需要选择剖宫产以防止胎儿感染？

目前的研究表明，如果只是单纯的高危型 HPV 感染，大多数情况下不会对胎儿的发育造成明显影响。而且，大多数孕妇的免疫系统在孕期仍具备一定的清除病毒能力。

高危型HPV主要存在于宫颈或外阴的表层皮肤细胞中，不会穿过胎盘，因此通常不会直接影响胎儿的器官发育。有研究指出，持续感染HPV可能与早产或低出生体重等妊娠并发症有关。但这些风险往往与宫颈病变、局部炎症等因素有关，不是病毒本身单独造成的。

关于分娩方式的选择，绝大多数产妇如果没有大面积宫颈病变或影响产道的严重病变，可以选择顺产。顺产恢复更快，对身体的创伤也更小。单靠“感染了高危型HPV”这一点，并不能作为选择剖宫产的理由。只有在特定情况下，比如宫颈或阴道病变严重、影响产道通畅时，医生才可能建议剖宫产。

即使选择剖宫产，也无法完全阻止母婴间的HPV传播。因此，是否选择剖宫产，应该由产科医生根据患者的宫颈情况、产道状况、胎儿大小等因素综合评估，而不是单凭HPV感染情况来决定。

妊娠期感染高危型HPV，对宝宝的直接影响非常有限。顺产还是剖宫产，主要看整体的产科评估和身体状况。如有疑问，建议和产科医生详细沟通，制订适合的产检和分娩方案。

96 妊娠期若确诊宫颈癌前病变，为何不立即治疗，而建议产后进一步评估和处置？

在妊娠期间，对于宫颈癌前病变（HSIL/CIN2、HSIL/CIN3、AIS）的管理，医生需要在保障孕妇和胎儿安全的前提下，有效控制病变的进展，努力在“安全性”与“治疗时机”之间找到最佳平衡。主要考虑包括以下几点。

（1）妊娠期身体的特殊变化：怀孕期间，宫颈的血流量增加，体内激素水平波动，导致宫颈组织更加敏感和脆弱。如果此时进行冷冻治疗、光治疗或宫颈锥切术等有创操作，可能会引发出血、感染，甚至影响宫颈的结构稳定性，增加流产或早产的风险。此外，妊娠期免疫系统会发生调节，可能影响对高危型 HPV 病毒的清除能力和病变的自然演变。但在产后，随着免疫功能恢复，部分病变可能会自行减轻甚至消退。

（2）病变的自然进程与自我逆转的可能性：研究显示，CIN2 的自然逆转率约为 59%，持续率为 40%；CIN3 的逆转率为 29%，持续率为 70%。这意味着，在无明显恶化的情况下，延迟治疗可以有效避免不必要的手术及其相关风险。医生通常会在孕期安排定期随访，通过 TCT 和 / 或阴道镜检查观察病变变化。如果病变保持稳定，可待产后再进行全面评估和治疗，将更安全、更科学。

（3）保障母婴安全，缓解孕期焦虑：避免在孕期进行有创治疗，能显著降低对孕妇和胎儿的潜在风险，减少手术过程中及术后可能出现的并发症。同时，采取保守观察的策略，也有助于缓解孕期心理压力。多数孕妇最关心的是胎儿的健康，这种管理方式能让孕期更安心、平稳地度过。

总之，当在妊娠期被确诊为宫颈癌前病变时，医生通常建议优先选择观察和定期随访的方式，待分娩后再根据病变情况决定是否进行进一步治疗。这一策略既避免了孕期干预所带来的风险，又保证了病变的科学管理，从而最大程度地保护孕妇和胎儿的健康安全。

97 若妊娠期间被诊断为早期宫颈癌，医生会提出哪些治疗选择？这些方案分别意味着什么？患者该如何决定？

若在妊娠期被诊断出早期宫颈癌，治疗方案的选择需要在保障胎儿安全和控制癌症发展的平衡中做出。具体的治疗方案通常会根据患者的孕周、癌症分期以及个人生育意愿来制订。

在妊娠早期（妊娠 12 周前），如果癌症处于非常早期阶段（如Ⅰ A1 期，且无血管或淋巴侵犯），医生可能建议保留妊娠，同时进行宫颈锥切术，这不仅有助于确诊，也能部分治疗病变；如果癌症风险较高（如Ⅰ B1 期），医生可能会建议考虑终止妊娠，然后尽早开展系统治疗，以保障患者健康。

在妊娠中期（妊娠 13 ~ 27 周），医生有时会建议进行手术治疗（LEEP 和 CKC），因为此时手术风险相对较低。如果肿瘤生长缓慢、病情稳定，也可以选择密切观察，待胎儿出生后再进行进一步治疗。

在妊娠晚期（怀孕 28 周以后），若只要病情允许且短期内对患者的健康影响不大，通常建议尽量继续妊娠，直到胎儿成熟。在这期间需要定期复查，确保癌症没有明显恶化，胎儿出生后应尽快启动治疗。

所有治疗方案都会由一支多学科团队（包括产科、肿瘤科、影像科等专家）共同讨论，结合患者的检查结果、肿瘤具体情况和个人意愿，制订最合适的个性化方案。此外，面对诊断和治疗过程中的压力，心理支持尤为重要。任何问题都可以随时与医生沟通。

98 确诊妊娠期宫颈癌时，应选择增强 MRI 还是平扫 MRI 进行评估？其选择依据是什么？

医生一般会推荐做普通的平扫 MRI，而不是使用含造影剂的增强 MRI。因为增强 MRI 中用到的造影剂（比如含钆的对比剂）可能通过胎盘影响胎儿的发育，孕期通常不建议使用。普通的平扫 MRI 同样能准确评估肿瘤大小和是否浸润周围组织，同时保证孕妇和胎儿的安全。

妊娠 14～27 周是做 MRI 的最佳时机。这个时期胎儿的器官发育已经比较成熟，拍出来的图像也比较清晰，有助于医生做出准确判断。

妊娠 28～34 周时，如果病情需要，也可以做检查。但此时由于子宫变大，胎儿活动较为频繁，图像可能会有一定影响。

妊娠 35 周以后通常不建议做常规 MRI 检查，因为此时胎儿体积大、活动多，检查效果可能不理想。除非紧急需要或要制订分娩和治疗方案，医生才会考虑做。

具体的检查方案和时间，医生会结合患者的病情、怀孕情况以及分娩计划，由产科、肿瘤科和放射科的专家们一起讨论决定，确保安全和效果。

99 哺乳期接种 HPV 疫苗是否安全？是否会影响正常的哺乳功能或婴儿健康？

HPV 疫苗采用的是灭活病毒或病毒样颗粒（VLPs），并不含有活病毒，因此不会通过母乳传递给您的宝宝。接种后产生的抗体也不会通过乳汁输送 HPV 疫苗成分，所以婴儿不会直接受到疫苗的影响。

世界卫生组织（WHO）和美国疾病控制与预防中心（CDC）等权威机构均明确指出，哺乳期女性接种 HPV 疫苗是安全的。各国的临床实践和疫苗接种指南也都支持哺乳期接种，并未将哺乳期列为疫苗接种的禁忌证。

接种 HPV 疫苗后，有些哺乳期女性可能会出现接种部位的红肿、疼痛，或轻微的发热等症状，这些都是轻微且短暂的，不会影响正常哺乳。目前并未发现哺乳期接种 HPV 疫苗后与母乳喂养有关的不良事件。

虽然接种总体安全，但每位哺乳期女性的身体状况有所不同，因此在接种前，建议向医生详细咨询，并告知医生健康状况、过敏史或其他特别担忧。如果有特定的健康问题或对 HPV 疫苗成分存在疑虑，医生会提供更细致和谨慎的建议。

综上所述，目前的科学数据和医疗指南明确支持哺乳期女性接种 HPV 疫苗的安全性。接种 HPV 疫苗不会影响母乳质量，也不会对婴儿的健康造成任何负面影响。在咨询医生并确认符合接种条件后，可以安心接种 HPV 疫苗，继续安心哺乳。

100 为什么说宫颈健康是保障新生命安全的重要基石？

健康的宫颈环境为卵子与精子的顺利结合提供了理想的微生态条件，有助于胚胎成功着床并保障早期发育。宫颈黏液具有防御功能，能有效阻挡外界病原体进入子宫，降低感染风险，从而保护胚胎与胎儿健康安全。

宫颈的健康状态在孕期起到至关重要的物理支撑和免疫防御作用，有效降低流产、早产等妊娠并发症风险，保障孕期平稳。还能够在分娩过程中顺畅扩张，促进胎儿安全降生，减少分娩风险。

综上所述，保持宫颈健康不仅提升受孕成功率，还为整个孕育过程提供了全面保护，确保新生命在最佳条件下诞生与成长。通过科学的筛查、早期干预以及合理的健康管理，有效维护宫颈健康，不仅为新生命的安全成长奠定坚实基础，也显著降低女性生殖系统疾病的风险，从而为家庭和社会带来持久的福祉。

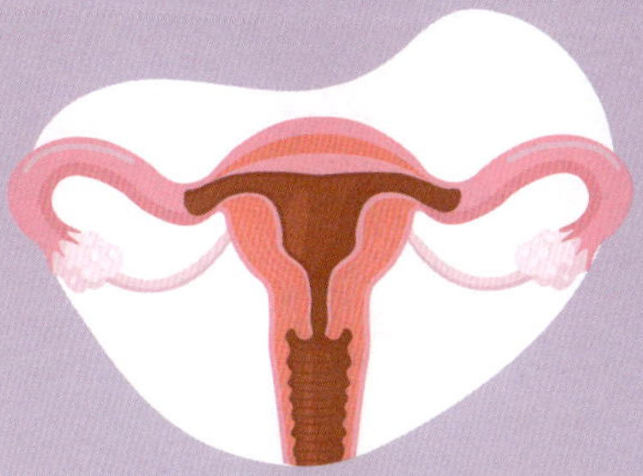

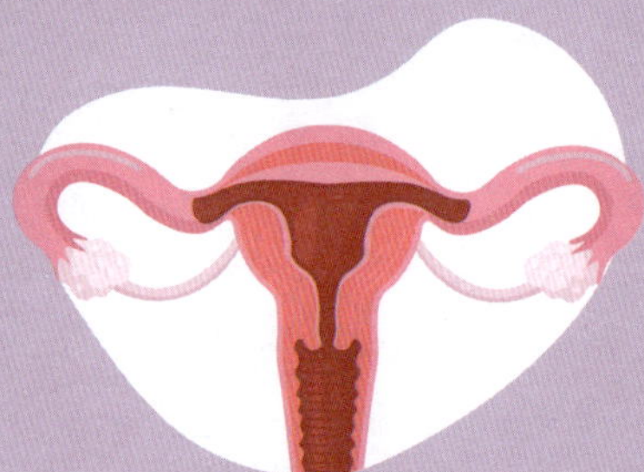